María del Pilar Díaz Martínez

Valoración en Fisioterapia

AF537074

María del Pilar Díaz Martínez

Valoración en Fisioterapia

Estrategias y herramientas para la evaluación

Editorial Académica Española

Imprint
Any brand names and product names mentioned in this book are subject to trademark, brand or patent protection and are trademarks or registered trademarks of their respective holders. The use of brand names, product names, common names, trade names, product descriptions etc. even without a particular marking in this work is in no way to be construed to mean that such names may be regarded as unrestricted in respect of trademark and brand protection legislation and could thus be used by anyone.

Cover image: www.ingimage.com

Publisher:
Editorial Académica Española
is a trademark of
Dodo Books Indian Ocean Ltd. and OmniScriptum S.R.L publishing group

120 High Road, East Finchley, London, N2 9ED, United Kingdom
Str. Armeneasca 28/1, office 1, Chisinau MD-2012, Republic of Moldova, Europe
Printed at: see last page
ISBN: 978-613-9-43469-5

Copyright © María del Pilar Díaz Martínez
Copyright © 2024 Dodo Books Indian Ocean Ltd. and OmniScriptum S.R.L publishing group

Índice

1. Fundamentos históricos de la fisioterapia.

La historia de la fisioterapia se remonta a tiempos antiguos, donde se utilizaban agentes físicos como el agua, el calor y el masaje en combinación con rituales mágicos o religiosos para curar enfermedades. En la antigua Grecia, Hipócrates promovió la autocuración del cuerpo con medios naturales y mencionó el uso terapéutico del agua y el masaje. Durante la Edad Media, hubo un retroceso en el uso de estos métodos debido a prohibiciones religiosas, pero en el Renacimiento se retomó el enfoque clásico y se recomendó la masoterapia para diversas dolencias (1).

En los siglos XVI y XVII, se publicaron obras que destacaban la importancia del ejercicio físico y la masoterapia para la salud. En el siglo XVIII, autores como Antonio Pérez Escobar y Joseph Clement Tissot abogaron por la incorporación del ejercicio físico en el tratamiento médico. En el siglo XIX, con el advenimiento del evolucionismo y el positivismo, hubo grandes avances en medicina y ciencia, aunque los agentes físicos aún no ocupaban un lugar destacado en comparación con la cirugía y la farmacología. Durante este período, se realizaron importantes contribuciones en el campo de la fisioterapia, como el desarrollo de la educación física por Pehr Henrik Ling, la introducción de la mecanoterapia por Zander, y los estudios de electroestimulación por Duchenne De Boulogne. Estos avances sentaron las bases para la evolución de la fisioterapia como disciplina terapéutica en los siglos posteriores (1).

Durante el siglo XX, la fisioterapia experimentó un desarrollo significativo que marcó su consolidación como disciplina en el ámbito de la salud. En los primeros años del siglo, la publicación de la "Biblioteca de terapéutica de Gilbert y Carnot" introdujo el término "fisioterapia" y clasificó los agentes físicos por primera vez. Destacados profesionales como Frenkel, Klapp y Lovett, entre otros, realizaron importantes contribuciones al tratamiento de diversas condiciones, desde alteraciones cerebelosas hasta escoliosis y desequilibrios musculares. En 1933, Guthrie-Smith desarrolló el aparato que llevaría su nombre, el cual sentó las bases de lo que hoy se conoce como poleoterapia. En 1946, Delorme y Watkins diseñaron un método de potenciación muscular sistemático llamado "ejercicios de resistencias progresivas", contribuyendo a la evolución en el tratamiento de la fuerza muscular. Françoise Mézières inició el estudio de las cadenas musculares en 1949, sentando las bases de técnicas modernas como la reeducación postural global y la técnica de las cadenas musculares.

Herman Kabat desarrolló el método de facilitación neuromuscular propioceptiva en la década de 1940, enfocado en la potenciación muscular y la propiocepción. En 1958, la Organización Mundial de la Salud (OMS) definió la fisioterapia como "el arte y la ciencia del tratamiento por medio del ejercicio terapéutico, calor, frío, agua, masaje y electricidad". En 1967, la Confederación Mundial de Fisioterapia (WCPT) la describió como "el arte y la ciencia del tratamiento físico", enfocándose en el uso de agentes físicos para curar, prevenir, recuperar y readaptar a los pacientes. El matrimonio Bobath introdujo una técnica de tratamiento para la parálisis cerebral infantil, que luego se extendió al tratamiento de adultos con hemiplejia. En 1967, Hislop y Perrine desarrollaron el concepto de "trabajo isocinético", el cual revolucionó el tratamiento mediante la resistencia proporcional a la fuerza muscular ejercida. Václav Vojta publicó en 1974 un sistema de diagnóstico y tratamiento precoz basado en la reactividad postural, especialmente relevante en el ámbito pediátrico (2).

Entre los eventos de la fisioterapia en España destaca el 2 de marzo de 1969, con una reunión en Madrid que marcó el inicio de la fundación de la Asociación Española de Fisioterapeutas (AEF). Posteriormente, el 12 de junio de 1969, en Barcelona, se llevó a cabo la Asamblea Constituyente donde se aprobar y se confirmó la primera Junta Directiva Nacional, liderada por José Llopis Diez. En 1970, la AEF experimentó cambios significativos con la elección de una nueva junta directiva durante una asamblea en Alicante, encabezada por D. Roberto González Fernández. Ese mismo año, la AEF se unió a la Confederación Europea de Fisioterapeutas, fortaleciendo su posición a nivel internacional. La AEF se dedicó a promover la elevación de los estudios de fisioterapia a nivel universitario, colaborando estrechamente con el Ministerio de Educación para establecer las Escuelas Universitarias de Fisioterapia en consonancia con los estándares internacionales. Durante los años siguientes, la AEF trabajó en la elaboración de un nuevo plan de estudios para la fisioterapia, liderando una comisión nacional encargada de este proyecto. En 1972, la asociación presentó al Ministerio de Educación un proyecto de reestructuración de los estudios de fisioterapia, que finalmente condujo a la promulgación de un Real Decreto en 1980, estableciendo las bases para la creación de las Escuelas Universitarias de Fisioterapia. Paralelamente, la AEF consolidó su presencia internacional al ser reconocida como miembro pleno de la Confederación Mundial de Fisioterapeutas en 1974. Además, continuó promoviendo la profesión a nivel nacional, organizando eventos y jornadas, y lanzando la revista "Fisioterapia" en 1979. En junio de ese año, se llevó a cabo una asamblea general en la que se eligió una nueva junta directiva nacional, liderada por D. Roberto Núñez Pérez, marcando así el inicio de una nueva etapa para la fisioterapia en España (3).

La fisioterapia experimentó un significativo avance en España a partir de la década de 1980, con importantes hitos que contribuyeron a su desarrollo y reconocimiento como carrera universitaria y profesión sanitaria. En 1980, la fisioterapia se estableció como carrera universitaria en España, pero fue en 1987, con la Ley de Reforma Universitaria, cuando recibió un importante impulso. Durante estos años, la Asociación Española de Fisioterapeutas (AEF) desplegó esfuerzos activos en favor del crecimiento de la profesión. En 1985, la AEF adaptó sus Estatutos a la nueva organización territorial, y en 1989, se estableció oficialmente el Título Universitario Oficial de Fisioterapia. La integración del fisioterapeuta en el equipo de Atención Primaria, impulsada por la AEF, marcó un hito importante en 1989, seguido de una regulación más detallada en 1991. Además, en 1989, se consolidó el "Área Específica de Conocimiento de Fisioterapia", permitiendo a los fisioterapeutas acceder a cargos académicos (3).

En 1990, se llevó a cabo el I Congreso Internacional de Fisioterapia del Deporte en España, en Valladolid. Sin embargo, el hito más significativo fue la fundación del primer colegio profesional de fisioterapeutas en el país: el Colegio de Fisioterapeutas de Cataluña, respaldado y financiado por la Asociación Española de Fisioterapeutas (AEF). Este paso marcó el inicio de la creación de colegios profesionales en todas las comunidades autónomas, convirtiendo a los socios de la AEF en los primeros colegiados. En 1998, el Consejo General de Colegios de Fisioterapeutas de España definió la fisioterapia como "la ciencia y el arte del tratamiento físico", enfocada en el uso de medios físicos para curar, prevenir enfermedades y promover la salud. En 1999, la Confederación Mundial de Fisioterapia (WCPT) actualizó la definición de fisioterapia, destacando que es un servicio proporcionado por fisioterapeutas, que incluye valoración, diagnóstico, planificación, intervención y evaluación, y que el movimiento completo y funcional es fundamental para la salud. En el año 2001, la AEF conmemoró el 50 aniversario de la WCPT y firmó un convenio para organizar su XIV Congreso Mundial. También se promovieron las publicaciones científicas. En 2002, Dña. Antonia Gómez Conesa se convirtió en la primera fisioterapeuta en obtener una Cátedra Universitaria. Estos eventos marcaron hitos significativos en la consolidación y reconocimiento de la fisioterapia como una profesión vital en el campo de la salud en España (4).

A lo largo de los años posteriores, se han alcanzado hitos significativos en el desarrollo y la promoción de la fisioterapia en España. En el 2003, se celebró el XIV Congreso de la WCPT en Barcelona y se renovó la Junta Permanente de la AEF. En el 2004, se publicó el Libro Blanco de Titulación de Grado en Fisioterapia y se creó el Colegio Oficial de Fisioterapeutas de La Rioja. Movimientos estudiantiles en el 2005 abogaron por una formación de calidad, mientras que en el 2006 se publicó la Ficha Técnica de los Estudios de Grado en Fisioterapia y se sentaron las bases para la Asociación Iberoamericana de Fisioterapia y Kinesiología. En el 2007, se celebraron los 50 años de la fisioterapia en España y se aprobaron las condiciones de los Planes de Estudio del Grado de Fisioterapia. En el 2008, se renovó la Junta Permanente de la AEF y se aprobó el patrocinio de la base de datos PEDro. Desde 2012, la Revista Iberoamericana de Fisioterapia y Kinesiología se fusionó con la revista Fisioterapia. En 2012, Madrid albergó el XIV Congreso Nacional de Fisioterapia, destacando por su innovación y participación activa. En noviembre de ese año, durante el X Aniversario del Colegio Profesional de Fisioterapeutas de Extremadura, se eligió a Dña. Antonia Gómez Conesa como presidenta de la Junta Permanente. En diciembre de 2014, se aprobó un nuevo reglamento para mejorar el funcionamiento de la AEF y se decidió que Antonia Gómez continúe como directora de la revista después de su presidencia. Durante esta década, la AEF promovió la creación de asociaciones filiales especializadas, como la Asociación Española de Fisioterapeutas en Salud Mental y otras. Colaboró con la ER-WCPT en la creación de las European Physiotherapy Guidelines for Parkinson's Disease. Desde 2010 hasta 2016, Sonia Souto representó a la AEF como Second Vice Chairman de la ER-WCPT. La AEF participó activamente con el Ministerio de Sanidad en diversas estrategias y proyectos, como el Proyecto IMA (Intelligent Motion Analysis) y el Proyecto Compromiso por la calidad de las Sociedades Científicas. En 2016, la revista Fisioterapia obtuvo el sello de Calidad de las Revistas Científicas. Además, la AEF organizó dos eventos internacionales en Madrid en colaboración con la WCPT (1).

2. Actuación del fisioterapeuta.

2.1. Funciones del fisioterapeuta.

Según el Real Decreto 1001/2002, del 27 de septiembre de 2002 la fisioterapia es una profesión sanitaria que se centra en la prevención, evaluación, diagnóstico y tratamiento de trastornos musculoesqueléticos y neurológicos, así como en la promoción del bienestar y la calidad de vida del individuo. Se basa en el uso de técnicas manuales, ejercicios terapéuticos, agentes físicos y educación del paciente para restaurar la función física y mejorar la movilidad, la fuerza y la flexibilidad. La fisioterapia aborda tanto las disfunciones agudas como crónicas, trabajando en colaboración con otros profesionales de la salud para lograr los mejores resultados para el paciente (5).

La función es lo que define el ejercicio de una profesión. Según el estatuto del Consejo General de Colegios de Fisioterapeutas, el capítulo I de los principios básicos del ejercicio de la Fisioterapia, en el Artículo 1 De la Fisioterapia encontramos que la Fisioterapia es el estudio y arte del tratamiento físico, es decir, el conjunto de métodos, acciones y técnicas que, mediante la aplicación de medios físicos, sanan y previenen enfermedades, fomentan la salud, recuperan, capacitan, rehabilitan y readaptan a las personas afectadas de disfunciones psicofísicas o a quienes se desea mantener en un nivel adecuado de salud. El ejercicio de la Fisioterapia incluye, además, la realización por el fisioterapeuta, solo o en equipo multidisciplinario, de pruebas eléctricas y manuales destinadas a determinar el grado de afectación de la inervación y la fuerza muscular, pruebas para determinar las capacidades funcionales, la amplitud del movimiento articular y medidas de la capacidad vital, todas enfocadas a la determinación de la evaluación y del diagnóstico fisioterapéutico, como paso previo a cualquier acto de fisioterapia, así como la utilización de ayudas diagnósticas para el control de la evolución de los usuarios. El objetivo último de la Fisioterapia es promover, mantener, restablecer y aumentar el nivel de salud de los ciudadanos con el fin de mejorar la calidad de vida de la persona y facilitar su reintegración social completa (5).

En el artículo 2 De los Fisioterapeutas, encontramos las responsabilidades del fisioterapeuta, ya sea en términos asistenciales, docentes, de investigación o de gestión, se derivan directamente de la función primordial de la Fisioterapia en la sociedad. Estas responsabilidades se ejecutan de acuerdo con los principios éticos fundamentales que rigen toda práctica profesional. Esto implica un profundo respeto por la dignidad de la persona, la protección de sus derechos humanos, así como una marcada responsabilidad, honestidad y sinceridad en todas las interacciones con los usuarios. Dentro de estas responsabilidades se encuentra la labor de establecer y aplicar una amplia gama de medios físicos con efectos terapéuticos en los tratamientos destinados a usuarios de diversas especialidades médicas y quirúrgicas. Estos medios físicos comprenden, entre otros, la aplicación de electricidad, calor, frío, masaje, agua, aire, movimiento, luz y ejercicios terapéuticos especializados. Tales intervenciones se aplican en áreas como cardiopulmonar, ortopedia, lesiones neurológicas, maternidad pre y postparto, entre otras. Además, se incluye la realización de procedimientos y tratamientos manuales específicos, alternativos o complementarios, dentro del ámbito de la fisioterapia (5).

Estas responsabilidades se desempeñan en una variedad de entornos, que van desde instituciones de salud hasta centros educativos, instalaciones deportivas, consultorios de fisioterapia, centros de rehabilitación y gimnasios, entre otros. Una vez que los fisioterapeutas cumplen con los requisitos establecidos por la legislación aplicable, adquieren plenos derechos y facultades para ejercer su profesión, sin importar la modalidad o el título legal bajo el cual presten sus servicios. Es importante destacar que la práctica libre de la profesión de fisioterapeuta se desarrolla en un contexto de competencia libre y está sujeta a regulaciones específicas, particularmente en lo que respecta a la oferta de servicios y la determinación de la remuneración, en conformidad con la legislación vigente sobre defensa de la competencia y competencia desleal (5).

2.2. Niveles de actuación.

El primer paso para sistematizar la acción de los fisioterapeutas implica comprender que los sistemas de salud son estructuras complejas que involucran relaciones organizadas entre la población y las instituciones. Ante los desafíos y las necesidades de salud, es crucial una respuesta social organizada por parte de las instituciones de salud. Los sistemas de salud se organizan en torno a funciones básicas y acuerdos organizativos para la promoción, protección, cura y rehabilitación de la salud.

El modelo propuesto destaca que la acción de los fisioterapeutas en los sistemas de salud implica una relación dinámica entre la población, con sus demandas y necesidades, y las instituciones que brindan servicios de salud. Los fisioterapeutas tienen un papel crucial en la atención primaria de la salud (APS), la atención secundaria, la atención terciaria, la vigilancia de la salud y la gestión en salud.

- En cuanto a la atención primaria de la salud, se reconoce su importancia para mejorar el acceso, aumentar la resolutividad y ampliar la integralidad del cuidado. Sin embargo, existen desafíos en la definición clara del rol del fisioterapeuta en este nivel de atención. Se propone que, en la APS, el fisioterapeuta articule actividades clínicas, de prevención y promoción de la salud. Esto implica una atención clínica e individualizada, que fortalece el contacto con los usuarios y amplía la resolutividad. El modelo sugiere la creación de unidades de fisioterapia en la APS, organizadas territorialmente y vinculadas a equipos de salud familiar. La distribución de la carga horaria entre diferentes tipos de actividades contribuye a definir los propósitos y responsabilidades del trabajo fisioterapéutico en este nivel. Además, se plantea la idea del acceso directo a la fisioterapia, permitiendo que los pacientes acudan directamente al fisioterapeuta sin necesidad de derivación médica. Esto fortalece la autonomía profesional y reduce las barreras organizacionales en los servicios de salud (6).
- En la atención terciaria la Fisioterapia se realiza en el hospital y en centros de especialización que están vinculados al hospital, dirigida al individuo enfermo que sufre enfermedades médicas y quirúrgicas que generalmente necesitan métodos más avanzados para su tratamiento que los utilizados en el nivel primario (6).
- En cuanto a la vigilancia de la salud, el fisioterapeuta tiene un papel importante en la protección de la salud de la población, participando en medidas de control de riesgos y monitoreo de enfermedades, daños y discapacidades. Esto se extiende a todas las esferas de la vigilancia de la salud, como la vigilancia sanitaria, epidemiológica, del trabajador y ambiental (6).

Finalmente, el modelo destaca el papel del fisioterapeuta en la gestión de los sistemas de salud, incluyendo la coordinación de equipos multiprofesionales, la gestión de unidades de salud y la participación en la formulación de políticas públicas. Ampliar el espacio de acción de la fisioterapia en los sistemas de salud conlleva a un mejor nivel de salud y a una mayor independencia y funcionalidad de la población (6).

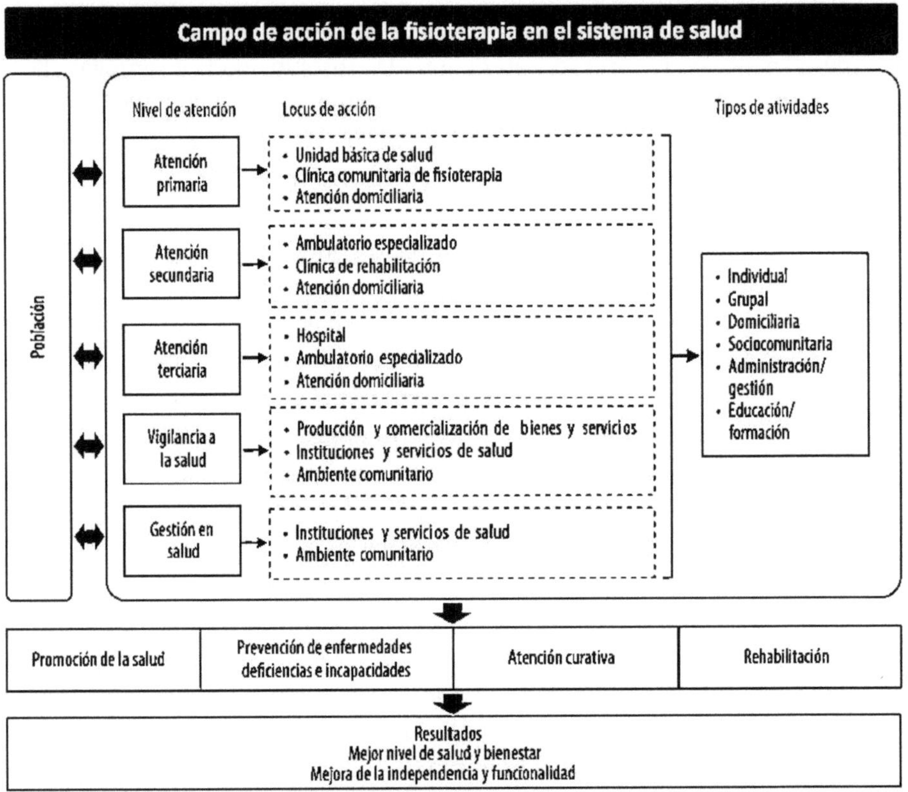

Figura 1. Marco conceptual del campo de acción del fisioterapeuta en los sistemas de salud (6).

3. Metodología de la intervención en fisioterapia (MIF).

La metodología de la intervención en fisioterapia es un método sistemático y organizado de administrar la atención fisioterapéutica individualizada, que se centra en la identificación y tratamiento de las respuestas únicas de las personas o grupos a las alteraciones de salud reales o potenciales. Este método recibe varios nombres, Heerkens lo denomina "Proceso de Fisioterapia", mientras que Rebollo lo llama "Método de Intervención en Fisioterapia (MIF)". Esta metodología consta de cinco etapas (1):

- 1ª Etapa. Valoración: Recopilación y análisis de información para determinar el estado de salud del paciente y describir sus capacidades y problemas (reales o potenciales). Incluye referencias, historia clínica de fisioterapia, examen físico y registro.
- 2ª Etapa. Análisis de datos: Identificación de problemas reales o potenciales que pueden ser resueltos por el fisioterapeuta o derivados a otros profesionales. Se establece el diagnóstico de fisioterapia.
- 3ª Etapa. Formulación del programa de fisioterapia: Establecimiento de problemas, objetivos e intervenciones.
- 4ª Etapa. Aplicación del programa: Ejecución del plan de fisioterapia, aplicando los métodos y técnicas planificadas, recogiendo información sobre la respuesta del paciente y registrando los datos y respuestas del paciente.
- 5ª Etapa. Evaluación: Comprobación de la efectividad del programa de fisioterapia y decisión sobre la necesidad de realizar cambios. Si no se han alcanzado los objetivos, se revisa el método para corregir errores y lograr los objetivos formulados.

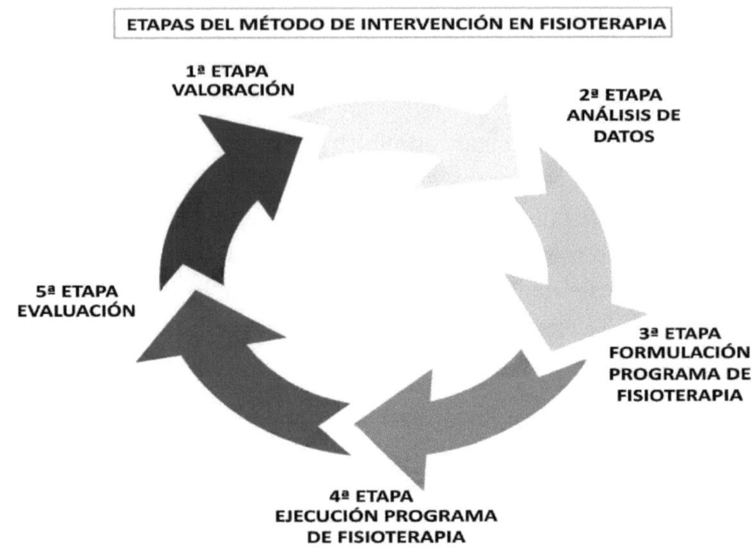

Figura 2. Representación del método de intervención en fisioterapia (1).

4. Aspectos de la valoración en fisioterapia.

La valoración en la primera etapa del MIF, donde se recopilan y registran todos los datos pertinentes sobre el paciente con el propósito de obtener una comprensión lo más precisa posible de su condición de salud. Los principios que la componen son (1):

4.1. Anamnesis.

La anamnesis es un proceso coloquial en el cual se entrevista al paciente (Anamnesis directa) o a sus familiares o acompañantes en caso necesario. Este proceso puede presentar dificultades. Es crucial adaptar el lenguaje y la terminología al paciente para que pueda comprender la información. Se debe crear un ambiente cordial y agradable durante la entrevista. Es importante permitir que el paciente se exprese libremente. Se deben utilizar términos que el paciente pueda comprender. Las preguntas deben ser directas, específicas y comprensibles. Es fundamental saber escuchar al paciente y brindarle el tiempo necesario para que pueda expresarse. La anamnesis es el primer paso en la interacción con el paciente, durante el cual se recopila de manera ordenada y detallada información sobre su estado de salud, antecedentes personales y condiciones relacionadas con la salud, con el objetivo de realizar un diagnóstico fisioterapéutico preciso (7).

El paciente es la principal fuente de datos. Este es el punto de partida fundamental para recabar información. El paciente, al ser la parte directamente afectada por la condición de salud, puede ofrecer datos precisos sobre sí mismo, incluyendo síntomas, historial médico previo, medicaciones actuales, y otros detalles relevantes para el diagnóstico y tratamiento. Su percepción subjetiva de su estado de salud y sus experiencias son vitales para comprender completamente la situación clínica. La familia del paciente puede ser una fuente valiosa de información, especialmente en situaciones donde el individuo no esté en condiciones de proporcionar datos precisos, como en casos de pérdida de conciencia, demencia, o situaciones similares. Los miembros de la familia pueden ofrecer información sobre el historial médico del paciente, cambios recientes en su estado de salud, medicaciones, alergias, y otros aspectos relevantes. Además, la familia puede ofrecer perspectivas adicionales sobre el comportamiento y la salud del paciente, lo que puede ser útil para complementar la información proporcionada por el propio paciente y obtener una imagen más completa de la situación clínica (1).

4.2. Historia clínica.

La historia clínica es un documento cuya principal finalidad es organizar la información relacionada con la salud del paciente para facilitar su atención. Por lo tanto, cuando un individuo necesita servicios de salud, el personal sanitario debe elaborar y mantener actualizada su historia clínica a lo largo del tiempo. La definición de historia clínica puede abordarse desde diversas perspectivas, como la gramatical, jurídico-legal y asistencial. Desde este último punto de vista, el documento registra todas las intervenciones y actividades realizadas por el personal sanitario relacionadas con la salud del paciente, con el objetivo de mejorar la atención sanitaria desde el momento del nacimiento hasta el final de la vida. Esta historia clínica debe configurarse de manera que sea una herramienta efectiva en el proceso de atención interprofesional. Según el artículo 3 de la Ley 41/2002, que regula la autonomía del paciente y los derechos y obligaciones en materia de información y documentación clínica, la historia clínica se define como el conjunto de documentos que contienen información sobre la situación y evolución clínica de un paciente durante su atención (7).

De esta manera, la historia clínica en fisioterapia cumple diversas funciones, entre las cuales se destacan (7):

- Asistencial: con el propósito de brindar al paciente una atención médica más adecuada.
- Educativa: detallando y explicando las decisiones terapéuticas y exploratorias tomadas, demostrando el enfoque correcto en el tratamiento y manejo de casos clínicos.
- Investigación clínica: desarrollando un conjunto de categorías que permitan clasificar y agrupar historias médicas que involucren una determinada patología, caso clínico o intervención.
- Investigación epidemiológica: agrupando casos en investigación clínica utilizando denominadores poblacionales apropiados.
- Gestión clínica y planificación de recursos médicos: en la organización y evaluación de los recursos disponibles para la planificación de inversiones futuras.
- Aspectos legales y jurídicos: registrando toda atención recibida por el paciente con el fin de establecer constancia documental.
- Control de calidad asistencial: cuantificando y evaluando el proceso completo de atención médica al paciente, con una evaluación de los aspectos científicos y técnicos.

El expediente clínico en la especialidad de fisioterapia es un instrumento legal y un componente esencial en la atención médica al paciente. Este expediente debe incluir una serie de elementos clave para cada paciente con el objetivo de garantizar una atención integral y de calidad. A continuación, se detallan los componentes que deben estar presentes en el expediente clínico de fisioterapia (7):

La historia del paciente incluye varios elementos fundamentales. En primer lugar, se deben recopilar los datos personales del paciente, tales como nombre, edad, sexo, dirección, teléfono y cualquier otro dato relevante de identificación. A continuación, se debe especificar la razón de la admisión o consulta, es decir, el motivo por el cual el paciente ha acudido a la consulta de fisioterapia, ya sea por una recomendación médica, una lesión, un dolor específico o cualquier otra causa. También es esencial incluir una descripción detallada de la presente condición médica del paciente, que abarque los síntomas, la duración de los mismos y cualquier otro detalle relevante. Además, es importante registrar los antecedentes familiares, que incluyen información sobre enfermedades o condiciones médicas relevantes en la familia del paciente, las cuales puedan tener un impacto en su salud actual. Por otro lado, los antecedentes personales abarcan la historia médica personal del paciente, incluyendo enfermedades previas, tratamientos recibidos, alergias, entre otros. Es crucial incluir información relevante desde el nacimiento del paciente, abarcando la infancia y adolescencia, ya que estos datos pueden influir en su condición actual. Finalmente, se deben describir los hábitos del paciente, tales como consumo de tabaco, alcohol, actividad física, alimentación, entre otros.

El historial clínico del paciente también debe ser detallado. Este incluye el historial quirúrgico, que es un registro de todas las cirugías que el paciente haya tenido, con fechas, motivos y resultados. También se debe incluir el historial médico, que es la relación de todas las enfermedades y condiciones médicas que el paciente ha tenido a lo largo de su vida. El historial laboral es otra pieza clave, ya que proporciona información sobre el trabajo del paciente, incluyendo posibles riesgos laborales que puedan afectar su salud. Es fundamental listar toda la medicación actual que el paciente está tomando, con dosis y frecuencia. Además, se debe incluir un historial sistemático de la presente condición médica, que es una descripción detallada y cronológica de la evolución de la condición médica actual del paciente.

La evaluación física es otro componente esencial del expediente clínico. Esta incluye una evaluación clínica de la piel, una evaluación del tejido subcutáneo y una evaluación de las estructuras cutáneas para detectar posibles problemas. También se debe realizar una evaluación de la cabeza y el cuello, así como una palpación de los ganglios linfáticos para identificar posibles inflamaciones o anomalías. La evaluación del sistema neuro-músculo-esquelético es crucial para identificar cualquier problema en estos sistemas. Además, se debe registrar y analizar la distribución del dolor en el cuerpo del paciente. Es importante incluir un examen físico del sistema respiratorio y una evaluación del sistema circulatorio para detectar posibles problemas en estos sistemas. La evaluación de la funcionalidad y la independencia en las actividades de la vida diaria es un aspecto clave en la fisioterapia. Esto incluye un resumen y conclusiones clínicas basadas en la evaluación realizada. También se debe detallar la terapia utilizada y los tratamientos aplicados al paciente durante el proceso de fisioterapia. Se debe establecer un diagnóstico sindrómico provisional basado en los síntomas y la evaluación inicial, así como métodos diagnósticos complementarios utilizados para complementar el diagnóstico inicial. El diagnóstico definitivo se establece tras la evaluación completa y los métodos diagnósticos complementarios. Es fundamental establecer objetivos a corto, mediano y largo plazo para la recuperación y mejora del paciente, con metas específicas en diferentes plazos. El plan de intervención fisioterapéutica debe ser detallado y personalizado. Además, se debe proporcionar un pronóstico, que es una predicción del curso probable de la condición del paciente y su recuperación. El seguimiento es crucial y debe incluir el registro de las sesiones de seguimiento y la evaluación continua del progreso del paciente. Finalmente, se debe registrar el alta del paciente una vez completado el tratamiento y proporcionar un informe de seguimiento que detalle el progreso del paciente después del alta, incluyendo recomendaciones para el mantenimiento de su salud.

Este esquema permite una recopilación exhaustiva y organizada de toda la información relevante del paciente, asegurando que el tratamiento en fisioterapia sea efectivo y personalizado

Además del paciente, su familia y la historia clínica existen otras fuentes de información relevantes en el ámbito médico, tales como (1):

- Registros de enfermería: Estos registros contienen datos cruciales sobre el cuidado diario del paciente, incluyendo la administración de medicamentos, los signos vitales, los procedimientos realizados y cualquier cambio significativo en el estado del paciente. Son una fuente importante para seguir la evolución del paciente durante su estancia en el centro de atención médica.
- Informe de fisioterapia: Este informe detalla la evaluación física del paciente, los hallazgos clínicos, el plan de tratamiento fisioterapéutico y el progreso realizado durante la terapia. Incluye información sobre ejercicios terapéuticos, técnicas de movilización, medidas de prevención y rehabilitación, así como recomendaciones para el manejo continuo del paciente.
- Informes de terapia ocupacional: Estos informes proporcionan información sobre la capacidad funcional del paciente en actividades cotidianas, como el autocuidado, la movilidad y la participación en

actividades sociales y laborales. También incluyen objetivos terapéuticos, estrategias de intervención y progreso durante la terapia ocupacional.

- Informes y pruebas psicológicas: Estos informes ofrecen una evaluación detallada del estado mental y emocional del paciente. Incluyen diagnósticos, resultados de pruebas psicológicas, observaciones sobre el comportamiento y el estado emocional, así como recomendaciones para la intervención terapéutica.

Estas fuentes adicionales de información son fundamentales para una evaluación integral del paciente y para la planificación de un tratamiento efectivo y personalizado.

4.3. Entrevista clínica.

La recogida de datos en fisioterapia se realiza en la entrevista inicial y se obtiene de diversas fuentes como el usuario, familiares, cuidadores, registros de fisioterapia anteriores, historial de salud y pruebas diagnósticas. Durante esta primera consulta, es crucial ganar la confianza del paciente mediante el cumplimiento de ciertas normas básicas de comportamiento: no apresurarse, evitar interrupciones, ser observador y respetar la intimidad del paciente. Para ello, es necesario disponer de un espacio adecuado. También es importante obtener información sobre las creencias y expectativas del paciente respecto al sistema sanitario, uso de medicamentos, patrones de comportamiento, impacto laboral, socio-familiar y económico. Toda esta información debe ser registrada en el registro de fisioterapia, que es parte integral de la historia de salud del paciente, asegurando así que se documente su paso por la unidad y cómo se ha abordado su problema dentro del sistema de salud. Durante la entrevista, es esencial utilizar una comunicación clara, con frases cortas, utilizando dibujos si es necesario, y verificar el grado de entendimiento del paciente y su opinión sobre el tema (8).

Para una entrevista eficaz, se recomienda seguir la regla de las cinco etapas (8):

- Escuchar: Permitir que el paciente se exprese libremente para fomentar la franqueza en futuras sesiones. Evitar formar una idea rígida desde la primera entrevista.

- Evaluar: Utilizar la palpación inteligente y la observación del comportamiento motor del paciente para identificar problemas motores y dolorosos. Aunque puede haber diferencias con lo que el paciente ha contado, no se debe contradecir su percepción de las molestias.
- Interrogar: Profundizar en las respuestas iniciales sin sugerir respuestas al paciente.
- Observar: Escuchar la descripción de los síntomas y observar los signos de comportamiento del paciente para asegurar coherencia entre el relato y la observación.
- Comprender: Expresar claramente que se han comprendido las dificultades del paciente y que no son indiferentes al terapeuta.

Para facilitar la relación fisioterapeuta-paciente, se sugieren algunas ideas (8):

- Usar el nombre propio del paciente.
- Presentarse y mostrar interés por el problema del paciente, sin minimizar los síntomas que exprese.
- Explicar el propósito de las preguntas para proporcionar una mejor atención.
- Mantener buen contacto visual y prestar toda la atención al paciente.
- Dedicar el tiempo necesario, ya que la prisa muestra desinterés.
- Planificar la entrevista previamente para controlar mejor el tiempo disponible.

4.4. Exploración física del paciente

En la exploración física el objetivo es identificar las estructuras o factores responsables de los síntomas del paciente. Las pruebas físicas se realizan para encontrar signos que confirmen o descarten la hipótesis de que las estructuras identificadas en la exploración subjetiva son realmente la fuente de los síntomas. Durante la exploración física se asumen dos aspectos clave:

- Reproducción de Síntomas: Si los síntomas se reproducen al evaluar una estructura, se considera que los síntomas provienen de dicha estructura. Sin embargo, es difícil establecer un diagnóstico estructural preciso ya que las pruebas afectan a múltiples tejidos, tanto cercanos como distantes. Por ejemplo, la flexión de la rodilla afecta no solo a la articulación, sino también a la cápsula, los ligamentos, los músculos, el tejido nervioso circundante, y las articulaciones, músculos y nervios de la cadera y la columna proximal, así como del tobillo distal.

- Detección de Anomalías: Si se detecta una anomalía en una estructura que podría teóricamente referir síntomas a la zona afectada, esa estructura se considera sospechosa de ser la fuente de los síntomas. Esta anomalía se describe como un signo de referencia "comparable" (Maitland, 1991).

En la exploración física se recopilan datos a través de información observable y medible. Para esto, se emplean diversos recursos, tales como los visuales, manuales, instrumentales y funcionales:

4.4.1. Recursos visuales:

Es crucial que el fisioterapeuta obtenga información de lo que observa en el paciente como el estado general, la postura, la marcha, etc. La diversidad y multiplicidad de observaciones posibles no permiten presentar una lista exhaustiva. Sin embargo, es necesario recordar que solo deben registrarse las observaciones que puedan contribuir a la acción terapéutica, y que el registro debe realizarse con todas las garantías posibles.

La observación en el contexto de la evaluación neuromusculoesquelética es el proceso integral y sistemático mediante el cual el terapeuta examina visualmente al paciente para identificar cualquier anomalía, disfunción o indicios de patología. Esta evaluación se lleva a cabo en diferentes momentos y posiciones para obtener una comprensión completa del estado del paciente. La observación tiene una gran importancia ya que podemos identificar patologías, permite detectar signos visuales de diversas condiciones, como inflamaciones, atrofias musculares, y deformidades. Ayuda a identificar elementos que pueden estar agravando la condición del paciente, como malas posturas, patrones de movimiento incorrectos y uso inapropiado de ayudas. Sirve de guía para pruebas y para el tratamiento, la información obtenida a través de la observación dirige al terapeuta sobre qué pruebas realizar y qué enfoques terapéuticos pueden ser más efectivos. La observación puede ser tanto informal como formal (9).

- Observación Informal: El terapeuta debe observar al paciente tanto en situaciones dinámicas como estáticas. Esta observación incluye la calidad del movimiento, las características posturales y la expresión facial del paciente. El objetivo es evaluar la calidad del movimiento y las características posturales del paciente de manera natural y no estructurada. Se lleva a cabo durante la conversación inicial y la observación general del paciente en situaciones cotidianas, como entrar en la sala, sentarse o levantarse. Permite al terapeuta captar comportamientos espontáneos del paciente que pueden no ser evidentes durante una evaluación más estructurada. Detalles de la Observación Informal (9):

- Calidad del Movimiento: Evaluar cómo se mueve el paciente, observando la fluidez, coordinación y cualquier restricción o anomalía en sus movimientos.
- Características Posturales: Examinar la alineación y postura del paciente mientras está de pie y sentado. Esto puede revelar desalineaciones o tensiones musculares que no se observan fácilmente en una evaluación formal.
- Expresión Facial: Observar las expresiones faciales del paciente, ya que pueden proporcionar pistas sobre el dolor o el malestar que podrían no ser verbalizados.
- Uso de Ayudas: Verificar si el paciente está utilizando ayudas como collarines, bastones o corsés, y si las está utilizando correctamente. Esto incluye observar vendajes visibles, que pueden indicar una posible conducta de enfermedad.
- Información Complementaria: La observación informal puede proporcionar tanta información valiosa como la evaluación formal. Esto se debe a que los pacientes pueden no adoptar su postura habitual durante una evaluación estructurada, pero sí lo hacen en un entorno más relajado y menos consciente.
- Identificación de Conductas: La manera en que el paciente utiliza ayudas ortopédicas puede dar indicios sobre su estado de salud y su actitud hacia su condición. Por ejemplo, un vendaje visible puede sugerir una conducta de enfermedad o una estrategia de manejo del dolor.

- Observación formal: La observación formal en fisioterapia implica una evaluación estructurada y sistemática del paciente, siguiendo protocolos y herramientas específicas. Esta observación se realiza de manera metódica y está diseñada para documentar de manera objetiva el estado físico y funcional del paciente. Para ello podemos utilizar (9):
  - Evaluaciones Estándar: Utilizar herramientas y cuestionarios estandarizados para medir la intensidad, localización y características del dolor (por ejemplo, la escala visual analógica del dolor).
  - Pruebas Funcionales: Realizar pruebas físicas específicas para evaluar la movilidad, fuerza, flexibilidad y otros aspectos funcionales del paciente.

- Documentación Detallada: Registrar de manera precisa y detallada los hallazgos durante la evaluación para un seguimiento adecuado y planificación del tratamiento.

4.4.2. Recursos manuales:

- La palpación:

La palpación es una técnica fundamental en la evaluación que consiste en la compresión táctil con las caras palmares de los dedos o sus yemas. A través de esta técnica, el fisioterapeuta puede valorar una variedad de características en el cuerpo del paciente que son cruciales para el diagnóstico y seguimiento de diversas condiciones de salud (10, 11). Philip Greenman, en su espléndido análisis Principles of Manual Medicine (Greenman, 1989), resume los cinco objetivos de la palpación. El profesional o terapeuta debe ser capaz de (12):

- Detectar una textura tisular anormal.
- Examinar la simetría en la posición de las estructuras, tanto táctil como visualmente.
- Detectar y valorar las variaciones en el arco y la calidad de movimiento durante el recorrido, así como la calidad del final del arco de cualquier movimiento.
- Sentir la posición en el espacio de uno mismo y de la persona que se está palpando.
- Detectar y evaluar los cambios en los datos palpados, ya hayan mejorado o empeorado con el paso del tiempo.

Algunas características que se deben valorar al realizar un pliegue cutáneo son (10, 11):

- Flexibilidad, elasticidad, grosor, consistencia o condición trófica: Algunos de los aspectos que se evalúan mediante la palpación es la elevación o depresión de la piel, detectando cualquier área que esté anormalmente levantada o hundida en comparación con el tejido circundante, lo que puede indicar la presencia de inflamación, masas, cicatrices o lesiones.
- Temperatura: La palpación permite valorar la temperatura de la piel, identificando zonas más calientes o frías de lo normal, lo cual puede ser un signo de infecciones, inflamaciones, problemas de circulación o cambios en el flujo sanguíneo.

- Pulsos arteriales y venosos: La palpación es crucial para comprobar los pulsos en diferentes partes del cuerpo. Al palpar arterias superficiales como las de las muñecas, el cuello o los tobillos, se puede evaluar la fuerza, ritmo y regularidad del pulso, proporcionando información vital sobre la función cardiovascular y el flujo sanguíneo.
- Diaforesis (sudoración)
- Tumefacción, edema e inflamación: Otra aplicación importante es la valoración de los contornos y tamaño de órganos y tumoraciones. Mediante la palpación del abdomen, se puede determinar el tamaño y forma de órganos internos como el hígado y el bazo, así como detectar la presencia de masas o tumoraciones que puedan requerir una evaluación más detallada.
- Hipersensibilidad: La hipersensibilidad es otra característica que se examina a través de la palpación, identificando áreas donde el paciente siente un dolor aumentado o una sensibilidad inusual al tacto, lo cual puede ser indicativo de inflamación, lesiones, infecciones u otras condiciones patológicas.
- Ganglios Linfáticos: La evaluación de los ganglios linfáticos es otra aplicación importante de la palpación, ya que estos pueden agrandarse o inflamarse en respuesta a infecciones, enfermedades autoinmunes o cáncer. A través de la palpación, el fisioterapeuta puede detectar estos cambios y evaluar la consistencia, movilidad y sensibilidad de los ganglios afectados.
- Comparación contralateral y zonas adyacentes: En el examen de cada sistema corporal, la palpación y la movilización de los tejidos requieren atención en la región comprometida, comparaciones constantes con el otro lado y exploración en diferentes planos anatómicos de manera ordenada y secuencial. Esta técnica proporciona información precisa o indicios de posibles deficiencias que deberán ser confirmadas o descartadas en otros exámenes.
- Crepitación articular: Una sensación o sonido crujiente que se siente al mover una articulación, lo que puede ser un signo de enfermedades articulares como la artritis. Este procedimiento exige que el fisioterapeuta posea un amplio conocimiento de la anatomía para poder identificar alteraciones, asimetrías y desviaciones en diferentes tipos de tejidos, incluyendo los óseos, articulares, cápsulo-

ligamentosos, musculares, aponeuróticos, tendinosos, nerviosos, cutáneos, de tejido adiposo, vasos sanguíneos, masas, inflamaciones, edemas y pérdida de continuidad de los tejidos.

- Movilidad de la piel respecto a los tejidos subyacentes: La movilización tisular permite obtener información valiosa sobre la localización, la extensión y la gravedad de algunas deficiencias estructurales y funcionales de los segmentos corporales comprometidos. En otras palabras, el propósito de la palpación y la movilización tisular es localizar el origen del dolor (si está presente) e identificar las deficiencias estructurales y funcionales que puedan comprometer la función de uno o varios sistemas corporales, así como la condición emocional del paciente, lo cual incide en el movimiento corporal humano y, por ende, en el normal desarrollo de las actividades cotidianas y la participación social. La exploración táctil llevada a cabo por el fisioterapeuta exige comparar los hallazgos de la palpación en las posturas de carga con las de descanso. Las posturas de descanso requieren que el paciente esté cómodo y relajado, mientras que algunas anomalías solo se perciben durante la actividad, por lo cual es necesario complementar la palpación con otros procedimientos de examen.

Existen varios tipos de palpación según su profundidad (10, 11):

- Al realizar una palpación superficial, podemos procesar información sobre cambios cutáneos, cambios de temperatura, tensión de los músculos superficiales, dolor provocado y edema.
- En la palpación profunda si aumentamos la presión en la palpación, obtenemos información sobre dolor provocado, movilidad de los tejidos, edema, tensión de los músculos profundos, fibrosis y cambios interóseos.

Tipos de palpación la técnica utilizada (10, 11):

- Palpación plana: Realizada con el extremo del dedo, facilita la movilidad del tejido celular subcutáneo, útil en musculatura superficial y abdomen.
- Palpación en pinza: Útil en musculatura de vientre voluminoso.
- Palpación profunda: Utilizada cuando no es posible realizar una palpación en pinza o plana, para producir sensibilidad en el músculo.

La práctica es fundamental para desarrollar la palpación y ganar pericia. Las "manos pensantes" se refieren a la atención que presta la mente a las estructuras palpadas, identificando variaciones en estas. Modular la presión aplicada asegura obtener la información precisa sin causar dolor al paciente.

Es importante considerar el tipo de estructura que se explora (10, 11):

- Arteria: Se percibe su ritmo pulsátil.
- Vena: Al presionarla en un punto, se llena en la parte inferior al punto de presión.
- Tendón: Tiene estrecha relación con el músculo.
- Ligamento: Es palpable en función de la posición de la articulación.

Premisas previas (10, 11):

- La zona a palpar debe estar desnuda.
- Adoptar una posición relajada.
- Los brazos deben estar apoyados para evitar desviaciones en la palpación.
- El primer contacto debe ser lento y suave.
- Repetir la palpación varias veces para obtener resultados consistentes.

La palpación es una herramienta sencilla, práctica y rica en información. A medida que el fisioterapeuta gana experiencia, esta técnica adquiere mayor utilidad e importancia en los procesos de evaluación. La palpación también permite diferenciar las estructuras comprometidas por la localización específica del dolor, siendo importante determinar las características de la hipersensibilidad encontrada. Investigar las particularidades del dolor ayuda al fisioterapeuta a clasificar su causa como neurogénica, osteomuscular o vascular. El dolor neurogénico se caracteriza por ser propagado, agudo, impreciso y seguir el trayecto nervioso comprometido, pudiendo acompañarse de deficiencias sensitivas, tróficas y reflejas. El dolor osteomuscular, si es de origen óseo, es fácil de localizar, profundo y descrito por los pacientes como "de taladro", incrementándose con la presión digital, las posturas forzadas, los movimientos específicos y, a veces, con los cambios térmicos. El dolor vascular es amplio, permanente, referido, y se asocia con debilidad de los pulsos, cambios térmicos y de coloración cutánea. La identificación de áreas de anestesia, alodinia, hipoestesia, hiperestesia o hipersensibilidad a la exploración táctil también ayuda a identificar deficiencias funcionales de origen sensitivo. Seguir la distribución de la inervación cutánea segmentaria o el mapa de distribución por dermatomas permite la ubicación exacta de la deficiencia, aunque debe tenerse en cuenta las superposiciones y diferencias entre las personas (10, 11).

- La percusión:

La percusión ha sido utilizada tanto para el tratamiento manual como para el diagnóstico durante muchos años. Albert Abrams, en su obra "Espondiloterapia" de 1910, fue uno de los primeros en estudiar a fondo este tema. En su prólogo, Abrams destacó el papel crucial de la vibración mecánica en la terapia, señalando que su aplicación es eficaz y práctica cuando se maneja correctamente. Abrams describió su técnica de percusión utilizando una pieza de goma o linóleo como receptor del golpe y una cabeza grande de goma para transmitir la fuerza. También mencionó el uso de nudillos o dedos en ausencia de estos instrumentos. La franja de linóleo se colocaba sobre la apófisis espinosa, aplicando una serie de golpes rápidos y vigorosos, que, aunque molestos para el paciente, no causaban otros efectos negativos. Posteriormente, en 1939, el Dr. A. C. Johnson habló sobre el uso de la mano o instrumentos mecánicos para aplicar vibraciones efectivas cuando se hacen con suficiente rapidez. Aunque el texto no profundiza en el uso terapéutico de la percusión, destaca su valor diagnóstico. La percusión ha sido utilizada históricamente para definir la posición y estado de los órganos, con variaciones en su uso en la medicina oriental y occidental. Un amplio abanico de sonidos puede ser interpretado, como detalló Sir Robert Hutchinson en 1897. Él describió cómo la percusión puede identificar la ubicación de los órganos y las variaciones en su resonancia. Por ejemplo, Hutchinson habló de la percusión torácica, describiendo tanto cualitativa como cuantitativamente los sonidos (hiperresonancia, matidez, timbre timpánico, etc.). Estas variaciones tienen valor diagnóstico y pronóstico (12).

Con respecto al método utilizado para realizar la percusión, Hutchinson recomendó usar el dedo medio de la mano izquierda como plexímetro, aplicado firmemente sobre los tejidos a percutir, sin aire entre el dedo y la piel, y golpeado con el dedo medio de la mano derecha. El método incluye golpear desde la muñeca, levantando el dedo después del golpe para permitir la vibración, similar al mecanismo de un piano. Para percusiones más firmes, se pueden usar varios dedos, pero generalmente un solo dedo es suficiente. Tres reglas clave según Hutchinson (12):

- Percutir desde zonas resonantes (huecas) hacia menos resonantes (sólidas).
- Mantener el dedo plexímetro paralelo al borde del órgano y perpendicular a la línea de percusión.
- Asegurar un contacto estrecho entre el dedo plexímetro y los tejidos.

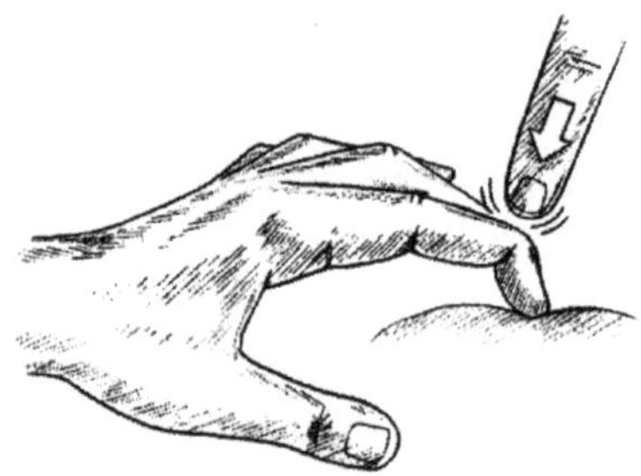

Figura 3. Posición de la falange final mantenida lo más vertical posible respecto a la superficie examinada, como indica Abrams (12).

En la percusión abdominal, Hutchinson señaló que el sonido depende de la profundidad del espacio aéreo y la tensión de la pared del órgano. La presencia de gas en la cavidad peritoneal puede eliminar la matidez normal del hígado o el bazo. Si hay matidez anormal, se debe verificar si se mantiene en todas las posiciones o cambia con el movimiento del paciente, importante para distinguir entre gas, ascitis, o tumores (12).

4.4.3. Recursos instrumentales:

Se utilizan instrumentos y escalas para realizar valoraciones analíticas que permitan examinar por separado las diferentes estructuras orgánicas, considerando su comportamiento en estado normal. Estos medios valoran principalmente tres parámetros: flexibilidad, fuerza y coordinación y equilibrio (1):

- Flexibilidad: Para su valoración se emplea el goniómetro y la cinta métrica. Los goniómetros permiten cuantificar una angulación o amplitud articular. La cinta métrica mide perímetros, contornos y longitudes.

- Fuerza: Determinan la extensión y amplitud de la debilidad muscular. Originalmente ideadas por Lovett, se han mejorado con sistemas numéricos por Lowman y registros de porcentajes por Henry O. y Florence P. Kendall. Actualmente, se utiliza la escala de Lovett con gradación de Lowman, que va de 0 (músculo inactivo) a 5 (músculo normal). Esta evaluación se basa en tres elementos como son, la palpación de la contracción, acción de la gravedad y aplicación de una fuerza externa. Otras escalas para evaluar la debilidad muscular son la escala de Daniels, Williams y Worthingham. Esta escala valora los músculos en relación con la fuerza de gravedad, que se toma como resistencia estándar. Otro instrumento utilizado para valorar la fuerza muscular es el dinamómetro. También se puede utilizar los métodos isocinéticos, los cuales proporcionan información objetiva y reproducible sobre la fuerza muscular. Estos ejercicios, ideados por James Perrine, permiten ejercer la máxima fuerza y movimiento angular posible a una velocidad constante.
- Coordinación y equilibrio:
  - Métodos Sencillos: Incluyen actividades como caminar en línea recta, mantenerse en un pie o tocarse la nariz con los ojos cerrados.
  - Métodos Complejos: El método MOVE (Mobility Opportunities Via Education) mejora la movilidad a través de una educación integral. Aunque diseñado para niños, también es aplicable a adultos. Este método utiliza 16 categorías de destrezas motoras clave, desde las más simples hasta las más complejas, evaluando 74 habilidades individuales. Ejemplos de habilidades incluyen girar estando erguido, que implica mantener la cadera y rodillas estiradas mientras se rota el cuerpo, con o sin apoyo adicional. Este método permite una valoración profunda de las destrezas necesarias para llevar una vida autónoma, proporcionando también pautas para su consecución.

4.4.4. Recursos funcionales:

Las evaluaciones funcionales permiten analizar la interrelación entre las distintas estructuras del organismo, situando a la persona en un contexto de autonomía. Además, examinan el comportamiento motor de la persona ante actividades de la vida diaria en su entorno. Las evaluaciones funcionales tienen como objetivo proporcionar una visión integral del funcionamiento del cuerpo en actividades cotidianas, permitiendo un enfoque más holístico y centrado en el paciente para la planificación de tratamientos y estrategias de rehabilitación (1):

- Mayor objetividad en la medición de las funciones.
- Sistematización de la exploración funcional.
- Detección de discapacidades en estadios iniciales.
- Transmisión de la información y seguimiento de los planes terapéuticos.

Se pueden utilizar tanto medios instrumentales como funcionales, siempre y cuando estén validados y muestren alta fiabilidad. La validez se refiere a la capacidad del instrumento o escala para reflejar lo que dice medir, y la fiabilidad a la capacidad de un instrumento o escala para dar la misma puntuación, en ausencia de cambios, cuando es realizada por más de un evaluador. A continuación, se detallan los siguientes grados en los que se pueden clasificar (1):

- Clasificación por grados de fiabilidad:
  - Grado 3: Fiabilidad Total
    - Características: También denominados validados, estos test presentan una ausencia de variabilidad en los resultados, estadísticamente demostrada.
    - Uso: Las medidas obtenidas pueden ser utilizadas sin riesgo por diferentes equipos en distintos países.
    - Ejemplos: Ángulo de Cobb o índice de independencia cotidiana de Katz
  - Grado 2: Reproducibilidad y Aceptabilidad
    - Características: La simplicidad en su funcionamiento garantiza que puedan ser utilizados correctamente por un gran número de profesionales. Existe aceptación generalizada del procedimiento en la interpretación y evaluación del resultado.
    - Ejemplos: Examen manual de la función muscular, escala visual analógica del dolor, electrocardiogramas.
  - Grado 1: Viabilidad
    - Características: La fiabilidad se ve afectada por normas diferentes según los países y equipos que los utilizan, lo que impide una estandarización uniforme de los resultados.
    - Uso: Los resultados solo pueden compararse con el rango medio según el instrumento utilizado.
    - Ejemplos: Aparatos isocinéticos.
  - Grado 0: Imprecisión

- Características: Las diferencias entre los equipos de un mismo país hacen imposible establecer comparaciones interinstitucionales.
- Ejemplos: Diferentes escuelas de formación y evaluación.

Estos niveles de fiabilidad ayudan a determinar la utilidad y precisión de los test de valoración en distintas aplicaciones clínicas y de investigación.

5. Valoración del dolor.

El dolor es el principal síntoma que lleva a un paciente a consultar a un profesional sanitario. Se define como una sensación desagradable, tanto sensitiva como emocional, asociada a una lesión real o potencial. Dado que el dolor es una experiencia subjetiva y varía entre individuos, es difícil de cuantificar. Para ello se realiza una evaluación del dolor, que abarcará los siguientes puntos (13):

- Comunicación con el Paciente: Es crucial que el profesional sanitario pregunte al paciente sobre su dolor usando un lenguaje claro y preguntas concisas, dando tiempo para responder.
- Preguntas Clave:
  - Inicio: ¿Por qué? ¿A qué lo atribuye? ¿A qué piensa que se debe?
  - Evolución: ¿Desde cuándo tiene estas molestias? ¿Es la primera vez que le ocurre algo así? ¿Las molestias han mejorado o empeorado desde su comienzo? ¿Han cambiado con el tiempo? ¿Ha consultado a un médico por esto?
  - Localización e Intensidad: ¿Dónde nota el dolor? ¿Es difuso o específico? ¿Irradia hacia otra parte del cuerpo? ¿Es fuerte? En una escala del 1 al 10, ¿cuánto le daría? ¿Qué lo alivia o aumenta? ¿Puede dormir bien? ¿El dolor le despierta por la noche?
  - Tiempo y Evolución: ¿Recuerda cómo comenzó? ¿Desde cuándo? ¿Empezó de forma brusca o gradual? ¿Es continuo o intermitente? ¿Ha tenido este tipo de dolor antes? ¿Es frecuente?
  - Cualidad: ¿Cómo describiría el dolor? ¿Es punzante, sordo, ardoroso, opresivo?
  - Tipos de Dolor:
    - Por Fisiología:
      - Dolor nociceptivo: Resulta de un daño somático o visceral. Ejemplos: activación de nociceptores en piel, hueso, partes blandas.

- Dolor neuropático: Resultado de una lesión o enfermedad del sistema nervioso. Caracterizado por alodinia. Ejemplos: neuralgia del trigémino, dolor del miembro fantasma.
- Por Localización:
  - Localizado: Relación directa con el estímulo, responde a antiinflamatorios.
  - Irradiado: Se extiende a lo largo de un nervio.
  - Referido: Percibido en una región diferente a la del origen del dolor.
- Por Tiempo de Evolución:
  - Agudo: Resultado inmediato de la activación del sistema nociceptivo por daño tisular.
  - Crónico: Persistente, no actúa como señal de alarma y puede estar asociado a síntomas psicológicos.
- Cualidades del Dolor
  - Punzante: Dolor pleural.
  - Taladrante: Periodontitis.
  - Opresivo: Angina de pecho.
  - Descarga eléctrica: Neuralgia del trigémino.
  - Quemante: Herpes zóster.
  - Leve pero continuo: Cáncer.
  - Pesadez: Cefaleas por hipertensión.
  - Cólico: Cólico intestinal o biliar.
  - Pinchazos: Tabes dorsal.
  - Latido: Pulpitis.

5.1. Escalas y cuestionarios para la evaluación del dolor.

- Escalas Unidimensionales para Medir la Intensidad del Dolor (14):

  - Escala Analógica Visual (EVA): La Escala Analógica Visual (EVA) mide la intensidad del dolor mediante una línea horizontal de 10 centímetros. El extremo izquierdo indica ausencia de dolor y el derecho, máximo dolor. Se pide al paciente que marque un punto en la línea según su dolor, y esta marca se mide en centímetros o milímetros. La intensidad se clasifica como leve hasta 4 cm, moderada entre 5 y 7 cm, y severa si es mayor de 7 cm.

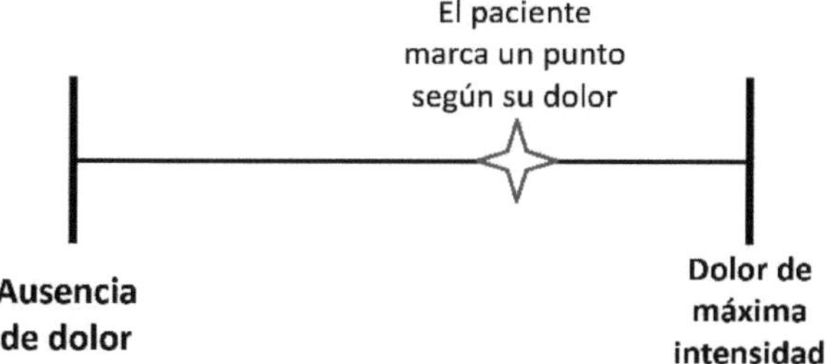

Figura 4. Escala Analógica Visual (14).

- Escala Numérica verbal (EN): El paciente selecciona el número que mejor evalúa la intensidad de su síntoma. Es la escala más sencilla y la más utilizada. La EN es una escala numerada del 0 (ausencia de dolor) al 10 (máxima intensidad del dolor).

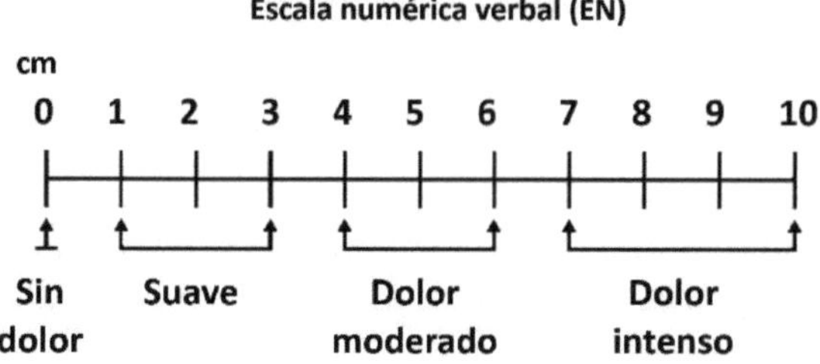

Figura 5. Escala numérica verbal (14).

- Escala Categórica verbal (EC): La EC se utiliza cuando el paciente no puede cuantificar los síntomas con otras escalas. Expresa la intensidad de los síntomas en categorías, lo que resulta más sencillo. Se establece una asociación entre categorías y un equivalente numérico.

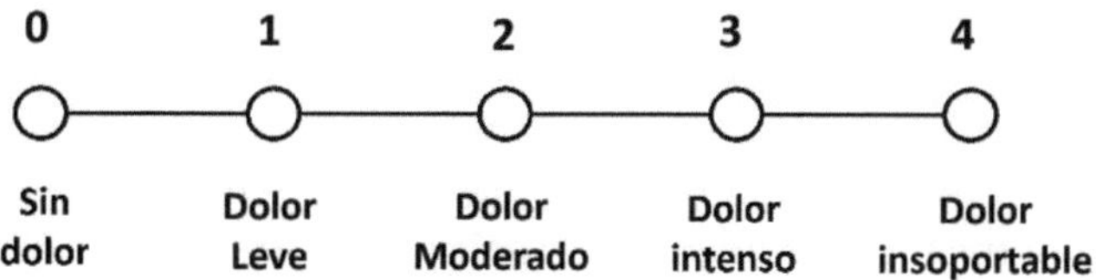

Figura 6. Escala categórica verbal (14).

- Escala Facial del dolor: La Escala Facial de Wong y Baker, también conocida como escala facial del dolor, se utiliza principalmente en niños. Presenta una serie de caras con expresiones que van desde la alegría hasta el llanto, cada una asociada a un número del 0 (sin dolor) al 6 (dolor máximo). El paciente selecciona la cara que mejor representa la intensidad de su dolor en ese momento.

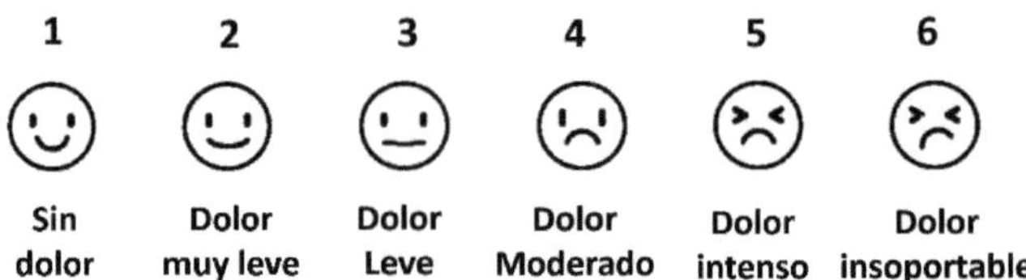

Figura 7. Escala Facial del dolor (14).

Analizar meticulosamente la información proporcionada por el paciente sobre su dolor es fundamental para orientar el diagnóstico y planificar el tratamiento adecuado, considerando también los aspectos psicosociales que pueden influir en su experiencia de dolor (13).

- Escala Multidimensionales para medir el dolor:

Las escalas multidimensionales para medir el dolor son herramientas que permiten evaluar diferentes aspectos del dolor de manera integral. Aquí se presentan algunas de las más utilizadas (15).

ESCALAS MULTIDIMENSIONALES DEL DOLOR	
Cuestionario de Dolor de McGill (MPQ)	Es una herramienta ampliamente utilizada que examina las dimensiones sensoriales y afectivas del dolor. A los pacientes se les presenta una lista de adjetivos agrupados en 20 subclases, y se les pide que seleccionen un adjetivo de cada subclase que mejor describa su experiencia de dolor. Cada adjetivo está asociado con una puntuación específica. Este cuestionario es útil para discernir entre diferentes tipos de dolor y se ha adaptado al español.
El Cuestionario de Dolor en Español (CDE)	Está dirigido a la población general que experimenta dolor agudo o crónico. Es autoadministrado y aborda diversas dimensiones del dolor, como la sensorial, afectiva y evaluativa.

El Cuestionario de Afrontamiento ante el Dolor Crónico (CAD)	Es una herramienta que evalúa cómo las personas enfrentan el dolor crónico. Consta de 31 ítems distribuidos en 6 subescalas y está dirigido a individuos que han experimentado dolor durante más de 6 meses.
El Cuestionario DN4	Es una herramienta de diagnóstico para el dolor neuropático que consta de siete ítems relacionados con síntomas y tres con exploración clínica. Una puntuación total de 4/10 o superior sugiere la presencia de dolor neuropático. Este cuestionario ha sido validado en español y en otros idiomas.
El Inventario Multidimensional del Dolor de West Haven-Yale (WHYMPI)	Es una herramienta exhaustiva que consta de 52 ítems agrupados en 12 escalas. Evalúa diversas áreas, incluida la intensidad del dolor, su interferencia en la vida diaria del paciente, el apoyo percibido y los estados de ánimo negativos.
El Test de Lattinen	Es una herramienta utilizada en Unidades de Dolor para evaluar diferentes aspectos del estado del paciente. Es fácil de usar y ha sido validado recientemente.
El Cuestionario Breve del Dolor (Brief Pain Inventory)	Fue desarrollado originalmente para evaluar el dolor oncológico. Se utiliza tanto en la clínica como en la investigación para evaluar la intensidad e impacto del dolor y los efectos del tratamiento analgésico. Existen versiones largas y cortas, ambas validadas en español.
The LANSS Pain Scale y The Neuropathic Pain Questionnaire (NPQ)	Son herramientas específicas para distinguir entre dolor neuropático y no neuropático.
Pain DETECT	Es autoadministrado y también ayuda en esta diferenciación.

Tabla 1. Escala Multidimensionales para medir el dolor (15).

A continuación, se presenta una hoja de observaciones detallada que nos permite comprender mejor el dolor que experimenta el paciente. Esta herramienta nos ayudará a evaluar la intensidad, duración y características del dolor, así como a identificar posibles desencadenantes y factores de alivio, proporcionando una base sólida para un diagnóstico y tratamiento efectivos.

Hoja de observaciones para registrar las características del dolor

Fecha: Nombre: Edad:

Uso para el evaluador

Origen del dolor

Mapa corporal:

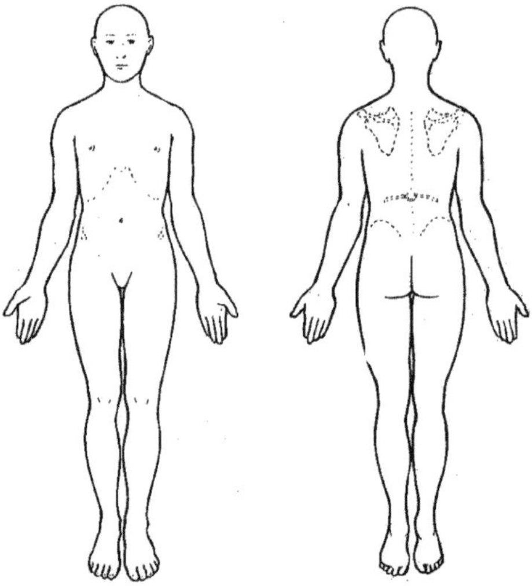

Respiratorio	☐	Neurológico	☐	Cardiaco	☐
Osteoarticular	☐	Vascular	☐	Muscular	☐
Otro	☐				

Evaluación del dolor

El paciente siente dolor:

Localizado ☐ Irradiado ☐ Referido ☐

Tiempo de evolución: Agudo ☐ Crónico ☐

Cualidades del dolor:

Punzante ☐ Taladrante ☐ Opresivo ☐ Descarga eléctirca ☐

Quemante ☐ Leve pero continuo ☐ Pesadez ☐

Colico ☐ Pinchazos ☐ Latidos ☐

Uso para el paciente

Medicamento

Analgésico: Dosificación: Hora de toma:

Tiempo que lleva administrándose:

Evaluación del dolor

¿Hace cuanto presenta dolor?:

El dolor ha:

Desaparecido ☐ Disminuido ☐ Aumentado ☐ Se mantiene igual ☐

¿El dolor ha cambiado de localización?:

¿Dónde dolía anteriormente y donde se localiza actualmente?

¿Cuá es la intensidad del dolor?.

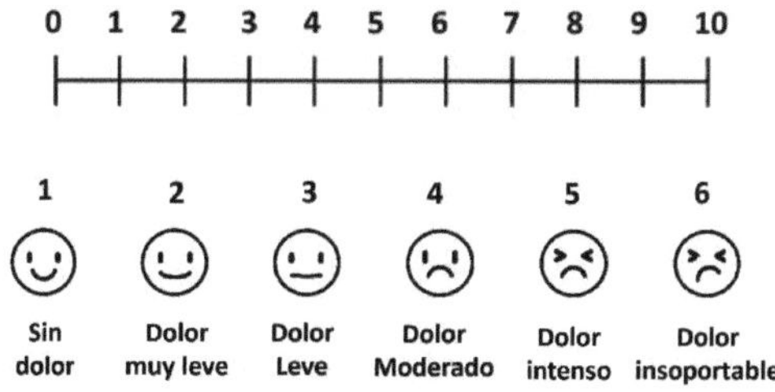

¿Normalmente a qué hora comienza y termina el dolor?:

¿Qué está haciendo cuando comienza el dolor?:

¿Cómo es du dolor durante el día?:

Aumenta	Disminuye ☐	Continuo ☐	Intermitente ☐	Pasajero ☐

¿Qué hace para reducir el dolor?:

Usualmente, ¿logra minimizar su dolor?:

Nunca ☐ Pocas veces ☐ Ocasionalmente ☐ Casi siempre ☐ Siempre ☐

¿Considera que el dolor va a desaparecer por completo? Explique por qué:

Qué expectativas tiene con el tratamiento fisioterapéutico:

Tabla 2. Hoja de observaciones para registrar las características del dolor.

6. El diagnóstico en fisioterapia.

Sahrmann, en 1988, define el diagnóstico fisioterapéutico como "el término que designa las disfunciones esenciales, objeto del tratamiento del fisioterapeuta. El fisioterapeuta identifica las disfunciones basándose en la historia de la enfermedad, los signos, síntomas, exámenes y pruebas que él mismo ejecuta o solicita". Según Heerkens, el diagnóstico fisioterapéutico es "la opinión profesional de un fisioterapeuta sobre el estado de salud de un paciente, considerando el proceso patológico subyacente y basado en la información de referencia, datos de la historia, datos del examen físico y médico adicional, y datos psicosociales". El Comité Permanente de la Unión para la Fisioterapia en Europa (1996) define el diagnóstico fisioterapéutico como "el diagnóstico establecido por el fisioterapeuta que le proporcionará las indicaciones para basar su programa de intervención y sus modalidades de aplicación" (16).

El diagnóstico fisioterapéutico no debe competir con el diagnóstico médico. La función del diagnóstico es dar sentido a un conjunto de signos y síntomas. El médico recoge parámetros abstractos, usualmente traducidos a cifras, centrándose en los trastornos biológicos y realizando un diagnóstico que describe los problemas del paciente, algunos de los cuales no son competencia de la fisioterapia. El fisioterapeuta investiga parámetros visibles y concretos de la actividad funcional que generalmente pueden medirse (16).

6.1. Estructura del diagnóstico fisioterapéutico

Todo diagnóstico debe seguir una estructura específica. Los elementos que lo configuran son los siguientes (17):

- Problemas: Se define como la respuesta íntegra de la persona o grupo ante un cambio en su estado o situación de salud.
- Causas: Indican la raíz del problema. Son el eje central del programa de fisioterapia desde el cual el fisioterapeuta orientará su plan de acción.
- Manifestaciones: Son los síntomas y signos que se pueden observar y valorar.
- Síntomas: Manifestaciones subjetivas del problema expresadas verbal o no verbalmente, a través de conductas como angustia, apatía, tristeza.
- Signos: Manifestaciones objetivas y medibles ante la presencia de un problema, como limitación del rango articular, atrofia muscular, etc.

La elaboración del diagnóstico fisioterapéutico sigue esta secuencia (17):

- Recoger un conjunto de signos elementales mediante la palpación y examen físico.
- Seleccionar un núcleo de reflexión, el elemento patognomónico.
- Establecer mentalmente una lista de causas posibles mediante una entrevista exhaustiva con el paciente.
- Filtrar la lista de causas.
- Seleccionar el diagnóstico posible.
- Seleccionar los objetivos y las técnicas necesarias.

6.2. Calidad aplicada al diagnóstico fisioterapéutico

La investigación de calidad se basa en tres puntos importantes (16):

- Objetividad: Se recomienda describir con precisión los signos y síntomas.
- Homogeneidad: En casos similares, la estrategia terapéutica será parecida, modificada solo en función de características objetivas, si es posible medidas, que distingan a un paciente de otro. Se deberían analizar los procedimientos de la terapéutica física, y se ha demostrado que el entrenamiento práctico es más importante que la formación médica para reducir al mínimo la variabilidad interobservador.
- Fiabilidad: Diferentes profesionales con el mismo aparato de medición en el mismo paciente y en el mismo estadio de evolución deberían

obtener cifras similares. Si la diferencia es excesiva, es esencial establecer normas y comparar los resultados.

6.3. Instrumentos del diagnóstico

Los instrumentos del diagnóstico en fisioterapia se dividen en tres categorías. En la primera categoría encontramos los objetivos son las metas hacia las cuales se dirige el tratamiento. Estos representan los resultados esperados que el fisioterapeuta y el paciente esperan alcanzar al final del proceso terapéutico. En la segunda categoría están los criterios son los puntos de referencia que permiten la inclusión o exclusión de una clase de pacientes. Estos criterios enuncian o juzgan la situación del paciente y deben considerarse como instrumentos de precisión que permiten verificar las hipótesis formuladas a partir del diagnóstico. La disposición de los criterios aconseja una organización lógica del tratamiento, facilitando así una estructura clara y eficiente para abordar las necesidades del paciente. En la tercera categoría encontramos los indicadores son elementos individualizados cuyo conjunto puede constituir un criterio. Un indicador hace referencia a un único criterio, proporcionando una medida específica o una señal que se utiliza para evaluar la condición del paciente. Sin embargo, un criterio puede englobar varios indicadores, integrando múltiples aspectos para proporcionar una visión más completa y detallada del estado de salud del paciente. Esta integración permite al fisioterapeuta realizar un seguimiento preciso y ajustar el tratamiento según sea necesario (17).

6.4. Problemas y plan de actuación

En Fisioterapia, una vez conocida la patología a través del diagnóstico, el fisioterapeuta puede evaluar las discapacidades del paciente, identificar el problema y establecer un plan de actuación. Para planificar el tratamiento, después de la valoración y evaluación, el fisioterapeuta elabora una lista de fenómenos que necesitan explicación, es decir, los problemas, define metas a alcanzar, llamados objetivos, y establece un plazo para su consecución. El método propuesto para la planificación abarca varias funciones. Primero, se debe identificar los problemas de salud y establecer un orden de prioridades. Luego, se conciben y se ponen en marcha programas para responder a estos problemas. Finalmente, se evalúa el impacto sobre la salud. Las características de toda planificación incluyen tener un carácter prospectivo, lo cual significa que hay una relación de causalidad entre la acción tomada y los resultados obtenidos. Además, el proceso es continuo y dinámico, lo que implica que está en constante cambio y adaptación conforme se va desarrollando el tratamiento y se observa la evolución del paciente (16).

7. Funcionamiento, discapacidad y salud.

7.1. Clasificación internacional de deficiencias, discapacidades y minusvalías (CIIDM).

La Clasificación Internacional de Deficiencias, Discapacidades y Minusvalías (CIDDM) fue publicada en 1980 por la OMS para categorizar las consecuencias de las enfermedades y su impacto en la vida del individuo. Esta clasificación tenía el propósito de ofrecer un marco conceptual para la información relacionada con las consecuencias a largo plazo de las enfermedades, los traumatismos y otros trastornos. En la CIDDM se introdujeron los conceptos de (18):

- Deficiencia: "Toda pérdida o anormalidad de una estructura o función psicológica, fisiológica o anatómica". Hay manifestación clínica localizable y exploratoria, accesible mediante examen físico.
- Discapacidad: "Toda restricción o ausencia (debida a una deficiencia) de la capacidad de realizar una actividad de la manera o dentro del margen considerado normal para un ser humano".
- Minusvalía: "Una situación de desventaja para un individuo, consecuencia de una deficiencia o discapacidad, que limita o impide el desempeño de un rol que es normal en su caso (en función de su edad, sexo y factores sociales y culturales)".

Esta clasificación se utilizó para evaluar el estado de los pacientes en centros de rehabilitación, instituciones de convalecencia y residencias para personas mayores, facilitando la comunicación entre diferentes tipos de agentes asistenciales y la coordinación de los diversos tipos de asistencia.

- En los centros sanitarios, la CIDDM ayudó a (18):
  - Determinar la cantidad y características del personal necesario.
  - Comprobar los tipos de alta por enfermedad.
  - Analizar las modalidades de utilización de los servicios asistenciales.

- Proporcionar una base científica con herramientas estadísticas eficaces e indicadores para conocer mejor la población con discapacidad.
- Determinar las necesidades de las personas con discapacidades y minusvalías, identificar situaciones discapacitantes en el entorno social y físico.
- Formular decisiones políticas para mejorar la vida cotidiana, incluidas las modificaciones del entorno físico y social.

7.2. Clasificación internacional del funcionamiento de la discapacidad y de la salud-CIF.

La CIDDM fue revisada y reemplazada por la CIDDM-2 en la 54ª Asamblea Mundial de la Salud en 2001 (en vigor desde 2003), y pasó a llamarse Clasificación Internacional del Funcionamiento, de la Discapacidad y de la Salud (CIF). Este cambio reflejó un enfoque más positivo, minimizando la marginación y estigmatización al incorporar el concepto de funcionamiento (18, 19).

La CIF busca proporcionar un lenguaje estandarizado, fiable y aplicable transculturalmente para describir el funcionamiento humano y la discapacidad como elementos importantes de la salud, utilizando un lenguaje positivo y una visión universal de la discapacidad. Esta herramienta es invaluable porque ofrece las piezas necesarias para crear modelos y estudiar diferentes aspectos del funcionamiento y la discapacidad. La CIF, al ser una clasificación de la salud, asume la presencia de una condición de salud de cualquier tipo, abarcando todos los aspectos de la salud y algunos componentes del bienestar relevantes para la salud. Este documento ofrece, un esquema de codificación sistematizado para su aplicación en diversos sistemas de información sanitaria, una base científica para el estudio y la comprensión de la salud, los niveles de funcionamiento y la discapacidad, así como un lenguaje común con definiciones precisas que permiten la comparación de información y facilitan la comunicación entre distintas disciplinas profesionales y áreas del conocimiento (18, 19).

- Objetivos de la CIF (20):
    - Proporcionar una base científica para el estudio de la salud y los estados relacionados, así como para comprender sus resultados y determinantes.

- Establecer un lenguaje común para describir la salud y los estados relacionados, mejorando la comunicación entre profesionales de la salud, investigadores, diseñadores de políticas sanitarias y la población general, incluyendo a las personas con discapacidades.
- Permitir la comparación de datos entre países, disciplinas sanitarias, servicios y diferentes momentos en el tiempo.
- Proporcionar un sistema de codificación sistematizado para ser aplicado en los sistemas de información sanitaria.

La CIF ha sido aceptada como una de las clasificaciones sociales de las Naciones Unidas e incorpora las Normas Uniformes para la Igualdad de Oportunidades para las Personas con Discapacidad. Ofrece un marco conceptual aplicable a la atención médica personal, incluyendo la prevención, promoción de la salud y mejora de la participación, eliminando obstáculos sociales y promoviendo el desarrollo de soportes sociales y facilitadores. La CIF clasifica el déficit resultante de una condición de salud, sin considerar las habilidades individuales. Incluye dominios de salud y categorías que pueden no ser relevantes para el contexto real del individuo o las necesidades del evaluador. No aborda factores personales esenciales en la evaluación funcional, por lo que debe usarse globalmente y con objetivos claros, no como un instrumento exhaustivo (20, 21).

- Factores personales: Estos factores incluyen edad, raza, género, forma física, personalidad, educación, conducta y estrategias para enfrentar problemas. Aunque pueden no ser parte de una condición de salud, constituyen el trasfondo vital del individuo. Estos factores son fundamentales para que fisioterapeutas y equipos de rehabilitación logren sus objetivos, aunque también pueden representar obstáculos en el proceso de rehabilitación.

- Organización de la información: La CIF agrupa sistemáticamente los dominios de una persona en relación con su condición de salud, describiendo lo que una persona con un trastorno o enfermedad puede hacer. El funcionamiento se entiende globalmente, abarcando funciones corporales, actividades y participación. La discapacidad incluye deficiencias, limitaciones en la actividad y restricciones en la participación, con factores contextuales que interactúan para particularizar la condición de discapacidad.

- Estructura de la CIF: La CIF organiza la información en dos partes: Funcionamiento y Discapacidad, y Factores Contextuales. Cada parte tiene dos componentes, y cada componente contiene varios dominios y categorías como unidades de clasificación (20):

  - Componentes de Funcionamiento y Discapacidad:
    - Cuerpo: Incluye dos clasificaciones, una para las funciones de los sistemas corporales (mentales, sensoriales, del dolor, de la voz y el habla, cardiovasculares, hematológicos, inmunológicos, digestivos, metabólicos, endocrinos, respiratorios, genitourinarios, reproductivos, neuromusculoesqueléticos y relacionados con el movimiento, funciones de la piel y estructuras relacionadas) y otra para las estructuras del cuerpo (partes anatómicas como órganos, extremidades y sus componentes).
    - Actividades y Participación: Cubre el rango de dominios relacionados con el funcionamiento desde una perspectiva individual (aprendizaje, aplicación del conocimiento, comunicación, movilidad, autocuidado) y social (participación en la sociedad, inclusión, etc.). Las limitaciones en la actividad son dificultades en el desempeño de diversas actividades, y las restricciones en la participación son problemas al involucrarse en situaciones vitales.
  - Componentes de factores contextuales:
    - Factores ambientales: Afectan todos los componentes del funcionamiento y la discapacidad, organizados desde el entorno más inmediato hasta el general. Incluyen productos y tecnología, entorno natural y cambios derivados de la actividad humana, apoyo y relaciones, actitudes, servicios, sistemas y políticas.
    - Factores personales: Constituyen el trasfondo particular de la vida de un individuo y su estilo de vida, incluyendo características no relacionadas con una condición de salud (sexo, raza, otros estados de salud, forma física, estilos de vida, hábitos, estilos de enfrentarse a problemas, trasfondo social, educación, profesión, experiencias pasadas y actuales, patrones de comportamiento y personalidad). Estos factores, debido a su gran variabilidad social y cultural, no se clasifican actualmente en la CIF.

La CIF organiza y clasifica sistemáticamente los dominios de salud y discapacidad, estableciendo relaciones e interacciones entre los distintos componentes de la salud y el funcionamiento. Aunque proporciona un marco conceptual importante, no abarca todas las dimensiones del desarrollo humano ni el amplio espectro de habilidades que un individuo puede desarrollar. La adaptación a la discapacidad depende de experiencias previas y la interpretación personal de los eventos de vida, lo cual determina el impacto psicosocial y el grado real de discapacidad.

7.3. Consideraciones especiales de la valoración de la capacidad funcional.

La valoración funcional es un proceso que implica la recolección y análisis de información obtenida mediante la evaluación, la identificación de problemas y necesidades del usuario, y la aplicación de instrumentos para verificar hipótesis y emitir un diagnóstico funcional, pronóstico y toma de decisiones. Este proceso se centra en medir las habilidades del individuo para realizar actividades funcionales, entendidas como tareas que componen el desempeño normal y autónomo, tomando en cuenta las demandas del entorno y la sociedad. Detecta no solo las dificultades del individuo, sino también sus posibilidades y potencial para desarrollar nuevas habilidades, considerando la interacción de factores personales y ambientales. El pronóstico funcional depende del juicio clínico obtenido a través de la evaluación, pero también de variables contextuales que afectan la vida cotidiana del individuo. La valoración funcional debe ser integral, continua y dinámica, facilitando decisiones acertadas. Esta valoración incluye aspectos físicos, mentales, emocionales y sociales, y requiere herramientas que cubran múltiples dimensiones del funcionamiento. La discapacidad se manifiesta cuando el desempeño del individuo no cumple con las expectativas sociales, influenciado por deficiencias en funciones corporales o barreras sociales. La elección de instrumentos de valoración depende de la claridad del evaluador sobre la información requerida, considerando que las actividades funcionales son también un concepto referencial para el usuario, quien identifica las actividades esenciales para su bienestar. La valoración funcional debe proporcionar información para la toma de decisiones, la planificación de objetivos, la comunicación interdisciplinaria y la optimización de la intervención terapéutica, asegurando la seguridad y efectividad del proceso. La competencia del evaluador es crucial para organizar, analizar y relacionar la información obtenida, seleccionando los instrumentos adecuados según los objetivos y condiciones del individuo (20, 21).

7.4. Escalas de valoración de la capacidad funcional.

El proceso de evaluar la capacidad funcional implica considerar múltiples aspectos del individuo y su entorno. Se utilizan diversos métodos para recopilar información, como la observación, entrevistas, autoevaluación, encuestas y aplicación de instrumentos estándar o no estándar. La selección de instrumentos se basa en la interpretación de la información obtenida y debe ser coherente con los objetivos de la evaluación (22).

El objetivo de la aplicación de estos instrumentos es medir la capacidad para realizar actividades de manera independiente, aunque no siempre reflejan todas las capacidades y limitaciones del individuo de manera precisa. Es importante diferenciar los factores que pueden causar deficiencias y discapacidad, identificar los problemas principales y establecer la relación entre ellos. Al elegir un instrumento, se deben considerar la finalidad de la evaluación, las características de la población o del usuario, y el ambiente donde se realiza la evaluación. También es importante conocer las propiedades psicométricas de los instrumentos, su sensibilidad para detectar cambios significativos y su especificidad para tener utilidad clínica o científica. Existen diversos instrumentos de evaluación de la capacidad funcional, clasificados según las actividades diarias, las actividades instrumentales de la vida diaria y las actividades avanzadas para una vida social satisfactoria. Algunos de los instrumentos más utilizados incluyen el Índice de Katz y la Escala de Barthel para evaluar las actividades básicas de la vida diaria, y la Escala de Lawton y Brody para las actividades instrumentales. También se utilizan pruebas basadas en el desempeño, como la Escala de Tinetti para evaluar el equilibrio y la marcha. Estas pruebas no están destinadas a calificar limitaciones en actividades preestablecidas, sino a identificar lo que el individuo puede realizar en una situación específica (22).

La evaluación de la capacidad funcional es integral y multidimensional, por lo que a menudo se requiere la aplicación de varios instrumentos según las necesidades de información. Ningún instrumento aborda todos los aspectos del funcionamiento humano o del perfil del individuo completamente. A continuación, se detallan las escalas de evaluación de la capacidad funcional.

Para las actividades básicas de la vida diaria (ABVD) encontramos:

- El Índice de Katz: Esta escala ha sido desarrollada para evaluar pacientes con accidentes cerebrovasculares, ancianos y esclerosis múltiple. Es una herramienta utilizada para evaluar la capacidad funcional de una persona en seis áreas de actividades básicas de la vida diaria. La puntuación se asigna de la siguiente manera (23, 24):
    - Independiente: 1 punto
    - Dependiente: 0 punto

INDICE DE KATZ		Puntos
Baño	Independiente: Se baña solo o precisa ayuda para lavar alguna zona, como la espalda, o una extremidad con minusvalía.	1
	Dependiente: Precisa ayuda para lavar más de una zona, para salir o entrar en la bañera, o no puede bañarse solo.	0
Vestido	Independiente: Saca ropa de cajones y armarios, se la pone, y abrocha. Se excluye el acto de atarse los zapatos.	1
	Dependiente: No se viste por sí mismo, o permanece parcialmente desvestido.	0
Uso de WC	Independiente: Va al WC solo, se arregla la ropa y se limpia.	1
	Dependiente: Precisa ayuda para ir al WC.	0
Transferencias	Independiente: Se levanta y acuesta en la cama por sí mismo, y puede levantarse de una silla por sí mismo.	1
	Dependiente: Precisa ayuda para levantarse y acostarse en la cama o silla. No realiza uno o más desplazamientos.	0
Continencia	Independiente: Control completo de micción y defecación.	1
	Dependiente: Incontinencia parcial o total de la micción o defecación.	0
Alimentación	Independiente: Lleva el alimento a la boca desde el plato o equivalente (se excluye cortar la carne).	1
	Dependiente: Precisa ayuda para comer, no come en absoluto, o requiere alimentación parenteral.	0

Puntuación:
A. Independiente en alimentación, continencia, transferencias, uso del WC, vestido y baño.
B. Independiente en todas menos una (baño).
C. Independiente en todas menos en baño y otra función más.
D. Independiente en todas menos baño, vestido y otra función más
E. Independiente en todas menos baño, vestido, uso del WC y otra función más.

F. Independiente en todas menos baño, vestido, uso del WC, transferencias y otra función más.
G. Dependiente en todas las funciones
H. Dependiente en, al menos, dos funciones, pero no clasificables como C, D, E o F.

Tabla 3. Valoración del índice de Katz (23,24).

- El Índice de Barthel: Es una de las escalas más utilizadas en la actualidad. Utiliza una escala de puntuación para evaluar la capacidad funcional en actividades de la vida diaria. Cada actividad se puntúa según el grado de independencia del individuo en esa tarea, con un puntaje máximo de 100. A continuación, se muestra la asignación de puntos para cada actividad (23, 25):

	INDICE DE BARTHEL	**Puntos**
Alimentación	Totalmente independiente	10
	Necesita ayuda para cortar carne, pan, etc.	5
	Dependiente	0
Baño	Independiente. Entra y sale solo del baño	10
	Necesita supervisión o mínima ayuda	5
	Dependiente	0
Vestido	Independiente. Capaz de ponerse y quitarse solo la ropa, abotonarse, atarse los zapatos, etc.	10
	Necesita ayuda	5
	Dependiente	0
Arreglarse	Independiente para lavarse las manos, peinarse, afeitarse, maquillarse	10
	Supervisión o ayuda para afeitarse, maquillarse o peinarse, independiente para el resto	5
	Dependiente	0
Deposición	Continente	10
	Ocasionalmente algún episodio de incontinencia o necesita ayuda para suministrarse supositorios o enemas a incontinente	5
	Incontinente	0
Micción	Continente o es capaz de cuidarse la sonda	10
	Ocasionalmente, máximo un episodio de incontinencia en 24 horas, necesita ayuda para cuidar la sonda	5
	Incontinente	0

Uso de sanitario	Independiente para ir al baño, quitarse y ponerse la ropa	10
	Necesita ayuda para ir al baño, pero se limpia solo	5
	Dependiente	0
Traslado sillón / cama	Independiente para realizar transferencias	10
	Mínima ayuda física o supervisión	5
	Dependiente	0
Deambulación	Independiente. Camina solo 50 metros.	10
	Necesita ayuda física o supervisión para caminar 50 metros	5
	Dependiente	0
Escalones	Independiente para subir y bajar escaleras	10
	Necesita ayuda física o supervisión	5
	Dependiente	0

Puntuación:
- Dependiente Total (menos de 20 puntos)
- Dependencia Grave (20 – 35 puntos)
- Dependencia Moderada (40 – 55 puntos)
- Dependencia Leve (mayor o igual a 60 puntos)
- Independencia (100 puntos).

Tabla 4. Valoración del índice de Barthel (23, 25).

- Lawton y Brody: Es otra herramienta utilizada para evaluar la capacidad funcional en las actividades de la vida diaria. A diferencia del Índice de Barthel, que se centra en actividades básicas como el aseo personal y la alimentación, la escala de Lawton y Brody se enfoca en actividades instrumentales más complejas que son necesarias para vivir de forma independiente en la comunidad (23,26).

	LAWTON Y BRODY	Puntos
A. Capacidad para usar el teléfono	1. Utiliza el teléfono por iniciativa propia, busca y marca números, etc.	1
	2. Marca unos cuantos números bien conocidos	1
	3. Contesta el teléfono, pero no marca	1
	4. No usa el teléfono en absoluto	0
B. Ir de compras	1.Realiza todas las compras necesarias con independencia	1
	2. Compra con independencia pequeñas cosas	1
	3. Necesita compañía para realizar cualquier compra	0
	4. Completamente incapaz de ir de compras	0

C. Preparación de la comida	1. Planea, prepara y sirve la comida adecuadamente con independencia	1
	2. Prepara las comidas adecuadas si se le dan los ingredientes	1
	3. Calienta, sirve y prepara las comidas o prepara comidas, pero no mantiene una dieta adecuada	0
	4. Necesita que se le prepare y sirva la comida	0
D. Cuidado de la casa	1. Cuida la casa solo o con ayuda ocasional (por ejemplo, trabajos duros)	1
	2. Realiza tareas domésticas ligeras como fregar platos, hacer la cama	1
	3. Realiza tareas domésticas ligeras, pero no puede mantener un nivel de limpieza aceptable	0
	4. Necesita ayuda con todas las tareas de la casa	0
	5. No participa en ninguna tarea domestica	0
E. Lavado de la ropa	1. Realiza completamente el lavado de ropa personal	1
	2. Lava ropas pequeñas, medias, etc.	1
	3. Necesita que otro se ocupe del lavado	0
F. Medios de transporte	1. Viaja con independencia en transportes o conduce su propio automóvil	1
	2. Capaz de organizar su transporte mediante taxis, pero no otros transportes	1
	3. Viaja en transportes públicos si le acompaña otra persona	1
	4. Sólo viaja en taxi o en automóvil con la ayuda de otros	0
	5. No viaja en absoluto	0
G. Responsabilidad sobre la medicación	1. Es responsable en el uso de la medicación en la dosis y las horas indicadas	1
	2. Toma responsablemente la medicación si se le prepara en dosis separadas	0
	3. No es capaz de responsabilizarse de su propia medicación	0
H. Capacidad para utilizar dinero	1. Maneja los asuntos financieros con independencia (presupuestos, diligencia cheques y facturas, va al banco) 1 recoge y conoce sus ingresos	1
	2. Maneja los gastos cotidianos, pero necesita ayuda para ir al banco y hacer grandes gastos.	1
	3. Incapaz de manejar dinero	0

Tabla 5. Valoración instrumental de Lawton y Brody (23).

- Escala de Incapacidad Física de la Cruz Roja: La Escala de Incapacidad Física de la Cruz Roja, desarrollada en este hospital de Madrid, fue publicada pocos años después de las anteriores. Se diseñó inicialmente para la valoración de pacientes crónicos atendidos en el domicilio y posteriormente su uso se extendió a los diferentes niveles hospitalarios de los servicios de geriatría. Es la primera escala española y probablemente la más utilizada en el país, principalmente en unidades geriátricas y en residencias de ancianos. Tiene abundante literatura y es muy fácil de aplicar. Se evalúan: actividades de la vida diaria, ayuda de asistencia estatal para la deambulación, nivel de restricción de movilidad y continencia de esfínteres. Cuantifica la incapacidad del paciente en números enteros, del 0 (independiente) al 5 (máxima dependencia). Tiene baja reproducibilidad interobservador y presenta buena correlación con los índices de Katz y de Barthel. Sus principales limitaciones son la subjetividad en la interpretación de cada grado, principalmente en los intermedios (27).

En las actividades instrumentales de la vida diaria (AIVD) las escalas de permiten valorar el grado de adaptación del paciente al entorno y su capacidad para mantener independencia no solo en el domicilio sino también en la comunidad. Las AIVD dependen de la capacidad física y también, en gran medida, del estado afectivo, cognitivo e incluso del entorno social. Por eso, los ítems que las evalúan no son culturalmente neutros. Un ejemplo de ello es que en Inglaterra se incluya entre ellas "preparar una taza de té", lo cual tendría poco sentido en España tanto para mujeres como para hombres. Por esta razón, hay versiones de escalas que incluyen adaptaciones.

- Rapid Disability Rating Scale modificada (RDRS-2): Se utiliza en la evaluación de pacientes con demencia. Evalúa la capacidad funcional y cognitiva de manera bastante amplia y rápida. Es un cuestionario con 18 preguntas divididas en tres apartados. El primer apartado evalúa ocho actividades de la vida diaria como comer, andar, vestirse, trasladarse, capacidad de estar en cama, y controlar la incontinencia. El segundo apartado mide aspectos como la movilidad y la interacción social, mientras que el tercero evalúa comportamientos neuropsicológicos como la cooperación y la valoración cognitiva. La puntuación oscila entre 18 y 72 puntos; a mayor puntuación, mayor grado de discapacidad (28).

- Funcional Activities Questionnaire (FAQ) de Pfeiffer: Creada para el cribado de la demencia, evalúa once actividades funcionales (AIVD) entre las que se incluyen el manejo del dinero, realizar la compra, preparar la comida, estar al corriente de las noticias de la comunidad, manejar la medicación o viajar solo. Una puntuación igual o superior a 6 puntos alerta sobre un déficit patológico en las AIVD debido a demencia, incapacidad física, comorbilidad u otra causa. La evaluación puede ser realizada por el propio sujeto, pero es preferible que lo haga un allegado, pues en sujetos normales la fiabilidad es elevada, pero en personas con alteración cognitiva, esta fiabilidad se reduce (29).
- Escala de Actividades Instrumentales de Lawton y Brody: Esta escala evalúa ocho ítems: utilizar el teléfono, realizar compras, preparar comidas, realizar tareas domésticas, utilizar el transporte público, responsabilidad en la toma de medicación y capacidad para manejar dinero. Tiene buena validez concurrente con otras escalas AIVD y ha servido de patrón para otras escalas. En español hay disponible una traducción que no está validada (30).

Mediante el diseño de herramientas multidimensionales, se persigue un enfoque más exhaustivo y complejo, integrando en capacidades como la marcha, el equilibrio, el aspecto comunitario y factores mentales además de las ABVD y las AIBV.

- Escala de Tinetti: La Escala de Tinetti, también conocida como el Tinetti Performance Oriented Mobility Assessment (POMA), es una herramienta utilizada para evaluar el equilibrio y la marcha en adultos mayores. Se compone de dos secciones principales: una para el equilibrio y otra para la marcha. La puntuación total ayuda a predecir el riesgo de caídas (31):

Escala de Tinetti			
Parte I: Equilibrio		**Puntos**	**Fecha**
Equilibrio sentado	Se inclina o desliza en la silla	0	
	Firme y seguro	1	
Levantarse	Incapaz sin ayuda	0	
	Capaz utilizando los brazos como ayuda	1	
	Capaz de levantarse con un intento	2	
	Inestable (se tambalea, mueve los pies, marcado balanceo del tronco)	0	

Equilibrio inmediato (5') al levantarse	Estable, pero usa caminador, bastón, muletas, u otros objetos de soporte	1	
	Estable sin usar bastón u otros soportes	2	
Equilibrio en bipedestación	Inestable	0	
	Estable con aumento del área de sustentación (los talones separados mas de 10cm) o usa caminador, andador u otro soporte	1	
	Base de sustentación estrecha sin ningún soporte	2	
Empujón	Tiende a caerse	0	
	Se tambalea, se sujeta, pero se mantiene firme	1	
Ojos cerrados	Inestable	0	
	Estable	1	
Giro de 360°	Pasos discontinuos	0	
	Pasos continuos	1	
	Inestable (se coge o tambalea)	0	
	Estable	1	
Sentarse	Inseguro (calcula mal la distancia, cae en la silla)	0	
	Usa los brazos o no tiene un movimiento suave	1	
	Seguro, movimiento suave	2	
Total equilibrio:	**/ 16**		
Parte II Marcha		**Puntos**	**Fecha**
Inicio de la marcha	Duda, vacila o hace múltiples intentos para comenzar	0	
	No vacilante	1	
Longitud y altura del paso	El pie derecho no sobrepasa al izquierdo con el paso en la fase de balanceo	0	
	El pie derecho se levanta completamente	1	
	El pie izquierdo no sobrepasa al derecho con el paso en la fase de balanceo	0	
	El pie izquierdo sobrepasa al derecho con el paso	1	
	El pie izquierdo no se levanta completamente del suelo con el paso en la fase del balanceo	0	
	El pie izquierdo se levanta completamente	1	
Simetría del paso	La longitud del paso con el pie derecho e izquierdo es diferente (estimada)	0	
	Los pasos son iguales en longitud	1	
	Para o hay discontinuidad entre los pasos	0	

Continuidad de los pasos	Los pasos son continuos	1
Trayectoria	Desviación acentuada	0
	Desviación moderada, o media o utiliza ayudas	1
	Derecho sin utilizar ayudas	2
Tronco	Marcado balanceo o utiliza ayudas	0
	No hay balanceo, pero hay flexión de rodillas, espalda o extensión hacia afuera de los brazos	1
	No hay balanceo ni flexión, ni utiliza ayudas	2
Postura en la marcha	Talones separados	0
	Los talones casi se tocan mientras camina	1
Total marcha:	**/ 12**	
Total General:	**/ 28**	

Tabla 6. Valoración de la estabilidad Test Tinetti (31).

- Medida de independencia funcional (FIM): Uno de los más destacados en el ámbito de la recuperación es la medición de independencia funcional (FMI), concebida para evaluar los cambios en el nivel operativo a lo largo del tiempo y los logros del proceso de recuperación, empleando indicadores numéricos que reflejan el grado de dependencia o inhabilidad en relación con la cantidad y el tipo de apoyo que necesita el individuo. Es de sencilla utilización, certera y confiable, y puede ser empleada por diversos especialistas del equipo de recuperación (32).
Desde su creación, la FIM ha sido el instrumento más ampliamente utilizado y difundido en la literatura científica. Se creó con la idea de crear un índice de medida global de incapacidad similar al de Barthel pero con mayor sensibilidad y que incluyera las alteraciones cognitivas y psicosociales que el índice de Barthel no contemplaba en pacientes con daño cerebral. Evalúa 18 ítems divididos en seis categorías: cuidado personal, control de esfínteres, movilidad, locomoción, comunicación y cognición social, en relación con las actividades de la vida diaria básicas e instrumentales. Cada ítem puede evaluarse en siete niveles, de 1 (asistencia total) a 7 (independencia total), con una puntuación total que puede oscilar entre 18 (mínima) y 126 (máxima). Para su uso en la población española, existe una versión traducida y adaptada (33, 34).

Medición de la independencia funcional (FMI)	Nivel
Cuidado de sí mismo	
Alimentación	
Arreglo personal	
Baño	
Vestido parte superior del cuerpo	
Vestido parte inferior del cuerpo	
Aseo	
Control de esfínteres	
Control de vejiga	
Control del intestino	
Movilidad, traslado	
Cama, silla, silla de ruedas	
Cuarto de baño	
Bañera, ducha	
Ambulación	
Cama / silla de ruedas	
Escaleras	
Comunicación	
Compresión	
Expresión	
Conocimiento social	
Interacción social	
Solución de problemas	
Memoria	
Total	

Medición de la independencia funcional (FMI) Niveles	
7 independencia completa	**Sin asistencia**
6 independencia modificada	
Dependencia modificada	
5 supervisión	**Con asistencia**
4 asistencia mínima (sujeto 75%)	
3 asistencia moderada (sujeto 50%)	
Dependencia completa	
2 asistencia máxima (sujeto 50%+)	
1 asistencia total	

Tabla 7. Valoración de independencia funcional (FMI) (32, 33).

- El SF-36 abarca 36 afirmaciones: Está constituido por declaraciones autoevaluadas basadas en el rendimiento que constituyen ocho escalas distintas: capacidad física, integración social, ejecución de tareas, bienestar psicológico, vitalidad/fatiga, malestar y percepciones generales de la salud. Las interrogantes pueden tener respuestas nominales u ordinales, a cada respuesta se le asigna un puntaje en cada escala. Estos puntajes se suman y transforman para obtener un porcentaje; el 100% representa el óptimo estado de salud. Este recurso se ha utilizado en numerosos estudios que describen el estado de salud y la aptitud física en usuarios con diversas limitaciones. Se ha evidenciado una alta confiabilidad y validez (35).
- Valoración y Resultados, Outcomes and Assessment Information Set (OASIS): Se diseñó para recopilar datos en servicios de atención domiciliaria de adultos, con el fin de determinar la calidad de la atención y establecer resultados. La versión actual del OASIS (OASIS-B) incluye 79 declaraciones que abordan aspectos sociales, ambientales, apoyo social, estado de salud y funcionamiento. No constituye una evaluación funcional en sí misma, debe integrarse al expediente clínico para resaltar varios aspectos de la condición de un usuario con necesidades específicas. El OASIS fue desarrollado como parte de un programa de investigación, durante más de 10 años. Ha sido probado en campo mediante proyectos y demostraciones desde 1999, es un requisito para las entidades que ofrecen cuidados domiciliarios participar en el programa Health Care Financing Administration (36, 37).
- Pediatric Evaluation of Disability Inventory (PEDI): Fue desarrollada para valorar la capacidad funcional de niños entre 6 meses y 7 años y medio, incluyendo aquellos con discapacidad física. Originalmente creada para la evaluación funcional de niños pequeños, también puede utilizarse para evaluar a niños mayores cuyas habilidades funcionales están por debajo de lo esperado para un niño de 7,5 años sin discapacidad. Mide tanto la capacidad como la realización de las actividades funcionales en tres áreas: autocuidados, movilidad y función social, a través de tres escalas: habilidades funcionales (197 ítems), asistencia del cuidador (20 ítems) y necesidad de modificaciones (20 ítems) (38).
- Escala Rosow-Breslau: Muy utilizada en el campo de la geriatría, busca detectar limitaciones para realizar una serie de actividades cotidianas que se pueden asociar con dependencia funcional. Las actividades evaluadas son la capacidad para recorrer 800 metros sin asistencia y sin

detenerse; la capacidad de subir y bajar escaleras sin ayuda; y la capacidad para realizar trabajo en casa, como limpiar las paredes o realizar actividades de jardinería (39).

- Escala Nagi: Los ítems de esta escala son más heterogéneos (levantar los brazos por encima de la cabeza, manejar objetos pequeños, levantar pesos de unos 5 kg o grandes, inclinarse, ponerse en cuclillas, arrodillarse y levantarse). En algunos estudios se han evaluado específicamente actividades funcionales avanzadas de la vida diaria que incluyen actividades de recreo, deportivas o culturales como correr, nadar, realizar marchas deportivas o caza y pesca (40).

Otras escalas específicas que podemos utilizar según diferentes patologías son:

Para la evaluación de ictus encontramos:

- Escala de Rankin Modificada: Se utiliza para la práctica clínica y evalúa la discapacidad física tras un ictus. Se divide en 7 niveles, desde 0 (sin síntomas) hasta 6 (muerte). Es una de las escalas más usadas, pero no está exenta de discrepancias entre los profesionales a la hora de evaluar a un mismo paciente. Para evitar esta variabilidad, se recomienda realizar una entrevista estructurada (41,42).
- Frenchay Activities Index: Creada para utilizarse en pacientes con accidente cerebrovascular y analizar sus funciones sociales e instrumentales de la vida diaria. Evalúa la capacidad de los pacientes para realizar actividades complejas relacionadas con el mantenimiento del hogar, ocio, aficiones e interacción social. Consta de 15 ítems con una puntuación de 1 a 4 para cada uno de ellos. Su valor global oscila entre un mínimo de 15 (sujeto inactivo) a un máximo de 60 puntos (persona muy activa). También se considera la frecuencia de cada actividad o tarea durante los tres o seis últimos meses. Puede ser administrada por un terapeuta o bien por el propio paciente en un tiempo estimado de 5 minutos (43).

Para esclerosis múltiple:

- Multiple Sclerosis Impact Scale: Es una medida de auto-reporte que consta de 29 ítems agrupados en dos subescalas: 20 ítems asociados con una escala física y 9 ítems asociados con una escala psicológica. Los ítems tienen cinco opciones de respuesta, de 1 (en absoluto) a 5 (extremadamente). El intervalo de puntuación va de 0 a 100, donde 100 indica un mayor impacto de la enfermedad en la función diaria (peor estado de salud). Su uso es cada vez más extendido y está traducida a más de 20 idiomas, incluyendo el español (44).

- Expanded Disability Status Scale: Es un procedimiento ampliamente utilizado, a pesar de presentar una validez y fiabilidad insuficientes, en la valoración funcional de la esclerosis múltiple. Proporciona una puntuación total en una escala que oscila entre 0 y 10. Los primeros niveles, del 1.0 al 4.5, se refieren a personas con un alto grado de habilidad ambulatoria, mientras que los niveles del 5.0 al 9.5 se refieren a la pérdida de capacidad ambulatoria. El nivel 10 se refiere a la muerte ocasionada por la enfermedad (45).

En Esclerosis Lateral Amiotrófica (ELA)

- Revised Amyotrophic Lateral Sclerosis Functional Rating Scale: Es uno de los instrumentos más utilizados clínicamente para evaluar la progresión de la enfermedad. Consta de 12 ítems agrupados en 4 dimensiones (movilidad fina, movilidad amplia, función bulbar y función respiratoria) que gradúan discapacidades en actividades de la vida diaria. Es una escala validada ampliamente utilizada en ensayos clínicos, pero por diferencias culturales se ha hecho necesaria una adaptación para la población española. Esta versión española es una herramienta altamente fiable y válida para la valoración funcional de los pacientes españoles afectados por Esclerosis Lateral Amiotrófica (46).

Para la evaluación del Parkinson, encontramos:

- Schwab and England Activities of Daily Living: Mediante una entrevista, evalúa la capacidad funcional global y el grado de dependencia del paciente en relación con aspectos motores de la enfermedad de Parkinson. La puntuación se expresa en porcentaje, de 0 (estado normal) a 100 (confinado en cama y con alteraciones vegetativas). Es una escala muy utilizada en la práctica clínica y en investigación, pero puede presentar algunos problemas en su aplicación debido a la falta de estandarización y a que no contempla ciertos aspectos característicos de esta enfermedad, como las discinesias y los síntomas no motores (47).

Para ir más allá del propósito de la evaluación de la capacidad funcional, los profesionales de la salud no deben perder de vista que este proceso siempre debe estar enmarcado en la realidad diaria del individuo. Es crucial que el usuario comprenda por qué enfrenta dificultades en la realización de una tarea o actividad funcional, cuáles son las posibilidades de superar estas dificultades, cómo esto afecta su estilo de vida, el desempeño de roles y las relaciones con su entorno. La toma de decisiones debe surgir de una interacción dinámica y positiva entre el evaluador y el usuario, y de una comunicación comprensible a través de un lenguaje accesible y cotidiano, para establecer una relación terapéutica auténtica, en la cual el fisioterapeuta y el usuario interactúan, cada uno desde su conocimiento, experiencia y capacidades, para alcanzar objetivos establecidos en conjunto. Así se encuentra el mejor camino hacia la recuperación funcional o la reconstrucción de un estilo de vida satisfactorio (37).

8. Métodos de evaluación analítica en fisioterapia

8.1. Concepto y clasificación.

La valoración analítica es un proceso que estudia las diferentes estructuras del organismo de manera aislada, sin establecer relaciones entre ellas, y constantemente hace referencia a su comportamiento en estado normal. Este proceso busca signos que indiquen alteraciones en la estructura y función normales (7).

En fisioterapia, la valoración analítica incluye al menos el examen del sistema tegumentario, articulaciones, músculos y sistema nervioso. Dependiendo de la patología, se pueden añadir valoraciones más específicas, como la valoración respiratoria. Los métodos utilizados en la valoración analítica son (7):

- Visuales: Observación.
- Manuales: Palpación y movilización de los distintos tejidos.
- Instrumentales: Medición de magnitudes físicas, registro de sus variaciones y comparación con estándares de normalidad.

8.2. Examen del sistema tegumentario.

El sistema tegumentario, formado por la piel y sus anexos, cubre toda la superficie del cuerpo humano. Su importancia radica en sus múltiples funciones vitales y su influencia en la capacidad de movimiento. Además de su relevancia estructural, la piel tiene un papel social crucial al facilitar la interacción con el entorno, la percepción de sensaciones y la expresión de emociones. Entender la estructura y función del sistema tegumentario es esencial para los profesionales de la salud en la evaluación funcional y del movimiento corporal humano. Las deficiencias en este sistema pueden deberse a alteraciones directas o a diversas condiciones de salud. Enfermedades vasculares periféricas, deficiencias sensoriales, alteraciones de conciencia y largos periodos en cama sin cambios de postura pueden afectar la piel. Por ello, los fisioterapeutas deben realizar un examen exhaustivo del sistema tegumentario para determinar su condición actual y su impacto en otras estructuras corporales, habilidades motoras y la participación social del paciente (48).

8.2.1. Consideraciones anatomofisiológicas y biomecánicas del sistema tegumentario.

La piel, el órgano más extenso y superficial del cuerpo humano, juega un papel crucial en la evaluación médica al reflejar la salud general de una persona.

- Funciones principales de la piel (48):
  - Protección: Actúa como barrera contra agentes físicos, químicos y biológicos.
  - Regulación Térmica: Controla la temperatura mediante el sudor y la circulación sanguínea en la dermis.
  - Comunicación Sensitiva: Permite la percepción de sensaciones como tacto, presión, temperatura y dolor.
  - Eliminación y Absorción: Excreta sales, amoniaco, urea y otras sustancias a través del sudor, además de absorber químicos y gases.
  - Síntesis de Vitamina D: Generada por la exposición a los rayos UV del sol.
  - Autorreparación: Facilita la curación de heridas mediante la división celular.
  - Apariencia Cosmética: Define la identidad personal.

- Estructura de la piel (48):
  - Epidermis: La capa más superficial, compuesta por queratinocitos que proporcionan protección térmica, biológica y química. Incluye también melanocitos y células inmunitarias.
  - Dermis: Capa más profunda y vascularizada, contiene fibras colágenas, elásticas y reticulares que le confieren resistencia y elasticidad. Alberga folículos pilosos, glándulas sudoríparas y sebáceas, y numerosas terminaciones nerviosas.
  - Hipodermis (Tejido Subcutáneo): Almacena tejido adiposo, ancla la dermis y conecta con estructuras más profundas, ayudando en la conservación del calor y como reserva de energía.
- Anexos de la piel (48):
  - Pelo: Ofrece protección y participa en la regulación térmica y sensorial. Sus características varían según raza, sexo y genética.
  - Uñas: Formadas por queratina, ayudan en la prensión y proporcionan protección a las puntas de los dedos.
  - Glándulas Sudoríparas: Regulan la temperatura corporal a través de la excreción de sudor. Hay dos tipos: ecrinas (presentes en casi toda la piel) y apocrinas (en axilas y áreas genitales).
  - Glándulas Sebáceas: Producen sebo para mantener la piel y el pelo flexibles, y conservar el calor corporal.

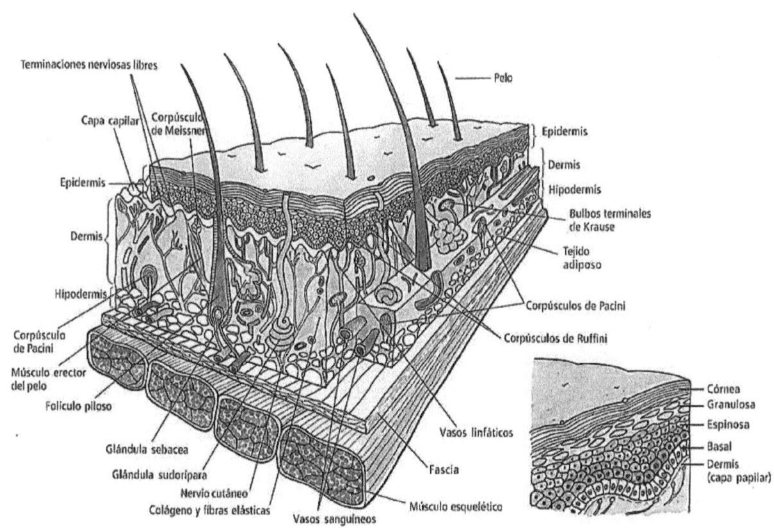

Figura 8. Estructura anatómica de la piel (8).

- Importancia Clínica (48): La piel es crucial en la evaluación funcional del movimiento corporal humano. Deficiencias en la piel pueden indicar problemas de salud subyacentes, como enfermedades vasculares periféricas o problemas sensoriales. Por ello, es esencial para los fisioterapeutas realizar un examen exhaustivo del sistema tegumentario para evaluar su estado y su impacto en otras estructuras y funciones del cuerpo.

8.2.2. Entrevista y revisión del sistema tegumentario.

La evaluación del sistema tegumentario incluye la entrevista y la historia de salud del usuario, junto con una revisión exhaustiva del sistema y la aplicación de pruebas específicas. El registro de la información debe ser detallado, tanto cualitativa como cuantitativamente. Si se identifican deficiencias de la piel y sus anexos que afecten la actividad y participación del usuario, es esencial documentar las causas para diseñar un programa terapéutico adecuado. Durante la entrevista, se deben indagar posibles deficiencias cutáneas estructurales (escaras, úlceras, sarpullidos, etc.) y, si están presentes, preguntar por su tamaño y localización. También es relevante averiguar sobre deficiencias sensitivas, limitaciones en la actividad, uso de ayudas ortopédicas, medicamentos y medios físicos administrados (49).

- Fases de Valoración (49):
  - Inspección:
    - Color de la piel: Varía según la raza y puede presentar áreas de mayor pigmentación por exposición al sol. Cambios como:
      - Palidez: Coloración blanquecina o marmórea, indica déficit circulatorio.
      - Enrojecimiento: Puede indicar hipervascularización, inflamación o el inicio de una escara en zonas de apoyo.
      - Cianosis: Mal retorno venoso, insuficiente oxigenación de la sangre.
      - Ennegrecimiento: Tejidos muertos, áreas necrotizadas.
      - Manchas azules o amarillentas: Equimosis, hematomas.
      - Zonas de color marrón oscuro: Hiperqueratosis en zonas de apoyo.
    - Aspecto de la piel:
      - Descamación: Frecuente tras inmovilización prolongada con yeso o enfermedades cutáneas como la psoriasis.

- Grietas o estrías: En zonas de tensión o tras cambios bruscos de peso.
- Piel de naranja: Indica alteración del tejido conectivo, celulitis.

- Examen de las faneras: Alteraciones en la pilosidad o uñas secas y quebradizas pueden indicar un trastorno vascular.
- Grosor: Piel delgada y pilosa cubre la mayoría del cuerpo, mientras que piel gruesa y no pilosa se encuentra en palmas y plantas. Variaciones pueden indicar deficiencias vasculares o sistémicas.
- Volumen del tejido cutáneo: Diferencias de volumen pueden relacionarse con edemas, afectando las propiedades biomecánicas de la piel. Podemos encontrar:
  - Edema: Infiltración y estancamiento de líquidos en los tejidos subcutáneos, predominio distal.
  - Inflamación: Disposición local, circunscrita a la zona de lesión.
- Condición trófica del pelo y uñas: Pelo seco y quebradizo, y uñas con deformidades, proporcionan información sobre deficiencias nutricionales y enfermedades sistémicas.
- Presencia de heridas y cicatrices: Especialmente en zonas próximas a una articulación, donde pueden limitar la movilidad articular.

- Palpación y Movilización Tisular:
  - Temperatura, humedad y textura: Palpar la piel con la superficie dorsal de la mano para valorar la temperatura; cambios indican deficiencias vasculares, infecciones o inflamación.
  - Consistencia y elasticidad: La piel normal es lisa, suave y uniforme. Cambios pueden indicar quistes, cicatrices o engrosamientos.
  - Movilidad y flexibilidad: Desplazar la piel para identificar adherencias a los tejidos profundos. Evaluar consistencia, extensibilidad, elasticidad, flexibilidad, viscoelasticidad y rigidez.
  - Identificación de dolor y edemas: Palpar áreas dolorosas para determinar la causa. Evaluar el origen del edema (venoso o linfático) y su relación con las propiedades mecánicas de la piel.
  - Turgor: Valorar el turgor mediante la formación de pliegues; retraso en el retorno a la posición inicial indica envejecimiento, deshidratación o edema.

8.3. Valoración manual

- Valoración de las propiedades mecánicas de la piel (10):
  - Pliegue cutáneo: Se toma un pellizco de piel entre los dedos. La facilidad para despegarlo indica extensibilidad, y la rapidez para volver a su posición indica elasticidad. Alteraciones como deshidratación o edema pueden dejar un pliegue residual.

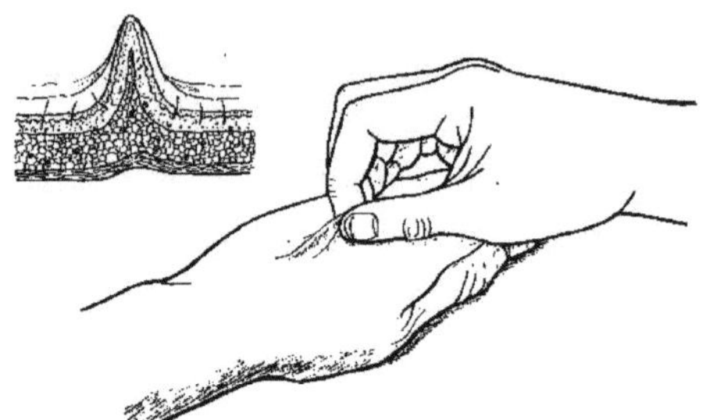

Figura 9. Valoración mediante pliegue cutáneo (8).

  - Pinzado rodado: Valora la movilidad de la piel respecto a los tejidos subyacentes y puede revelar zonas dolorosas celulálgicas.
  - Fricción transversal: Detecta zonas hipomóviles o adherencias a planos profundos.
  - Heridas y cicatrices: Valorar la movilidad y elasticidad para identificar cicatrices patológicas (adherentes, retráctiles, hipertróficas, queloideas).
  - Temperatura cutánea: Valorada con el dorso de la mano. Un aumento localizado puede indicar inflamación, mientras que una zona más fría puede sugerir un déficit circulatorio o un trastorno trófico.
  - Signo de la fóvea: Diferencia el origen del edema: venoso (conserva la huella tras presionar con el dedo) o linfático (no conserva la huella).
  - Pulsos periféricos: Evaluación de la presencia, ausencia y frecuencia de los pulsos.

8.4. Valoración instrumental

La instrumentación es una fase crucial en la evaluación del sistema tegumentario, permitiendo al fisioterapeuta obtener datos precisos sobre diversas cualidades de la piel y los tejidos subyacentes. A continuación, se describen los principales dispositivos y métodos utilizados:

- Medición con cinta métrica del perímetro de las extremidades: La medición con cinta métrica se utiliza para determinar el perímetro de diferentes segmentos corporales. Esta técnica es especialmente útil para cuantificar atrofias edemas e inflamaciones que puedan estar presentes en las extremidades. Para asegurar la precisión y comparabilidad de las mediciones a lo largo del tiempo es esencial utilizar puntos de referencia constantes en el cuerpo como los relieves óseos. Por ejemplo, al medir el perímetro del brazo se puede tomar como referencia un punto situado 10 centímetros por debajo del acromion mientras que para medir el perímetro del muslo se puede utilizar un punto 15 centímetros por encima del borde superior de la rótula. Estas referencias permiten que las mediciones sean consistentes y comparables en futuras evaluaciones (50).

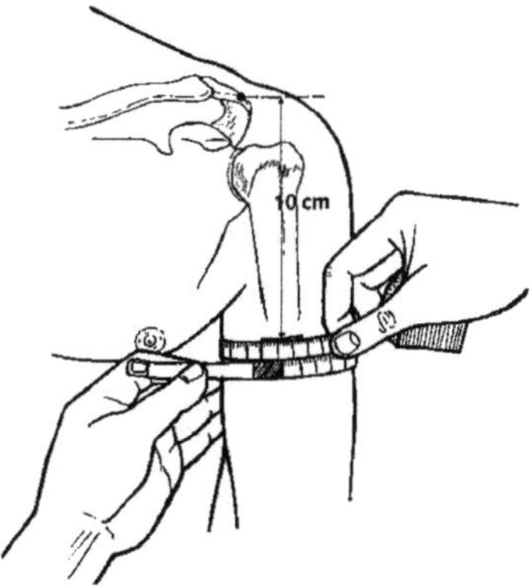

Figura 10. Medición con cinta métrica del perímetro del brazo (8).

- Medición Volumétrica de una extremidad por el principio de Arquímedes: La medición volumétrica se emplea para cuantificar con exactitud la magnitud de atrofias edemas e inflamaciones en segmentos corporales donde las mediciones de perímetro son complejas debido a las características anatómicas. Para realizar esta medición se utiliza un tanque de agua equipado con un tubo de desagüe. Al sumergir la extremidad afectada en el tanque el agua desplazada se recoge en un recipiente colector y se registra el volumen en mililitros. Para garantizar la precisión de los datos es crucial que la extremidad se sumerja siempre hasta la misma altura en cada prueba. Además, la temperatura del agua debe mantenerse constante en cada medición ya que las variaciones de temperatura pueden afectar el volumen del agua desplazada. Estos procedimientos aseguran que los datos obtenidos sean precisos y comparables a lo largo del tiempo (51).

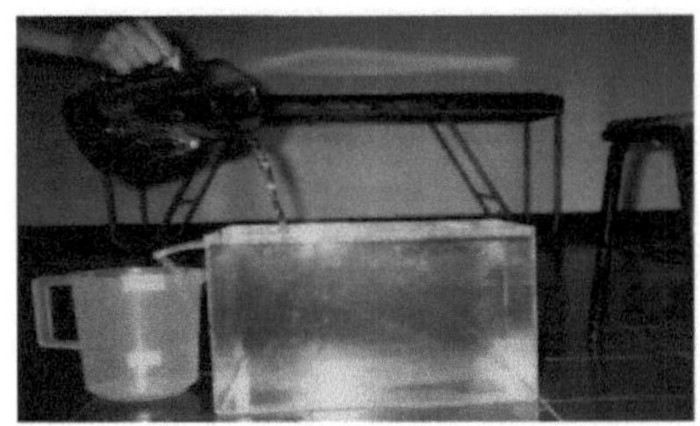
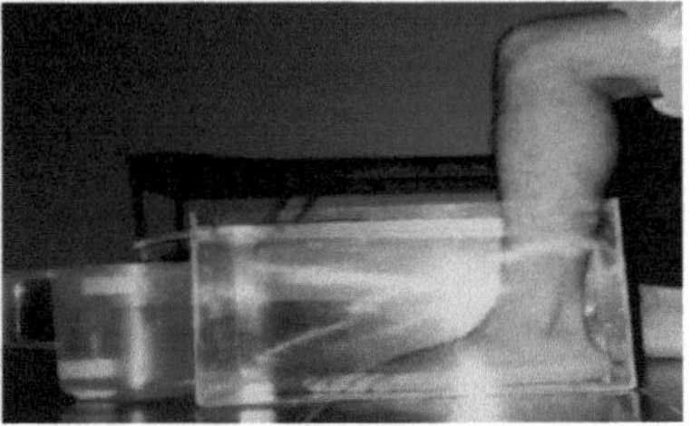

Figura 11. Medición volumétrica del tobillo y pie (51).

- Plicómetro: El plicómetro se utiliza para medir el espesor de los pliegues cutáneos, permitiendo cuantificar la cantidad de tejido adiposo y evaluar la calidad trófica de la piel. Este instrumento consta de dos brazos articulados que presentan extremos romos o planos para evitar sensaciones desagradables durante la medición. Es preferible utilizar plicómetros que mantengan una presión constante para garantizar la precisión de los datos, evitando variaciones. En ausencia de un plicómetro, se puede utilizar un calibrador o nonio de Vernier como alternativa (52).

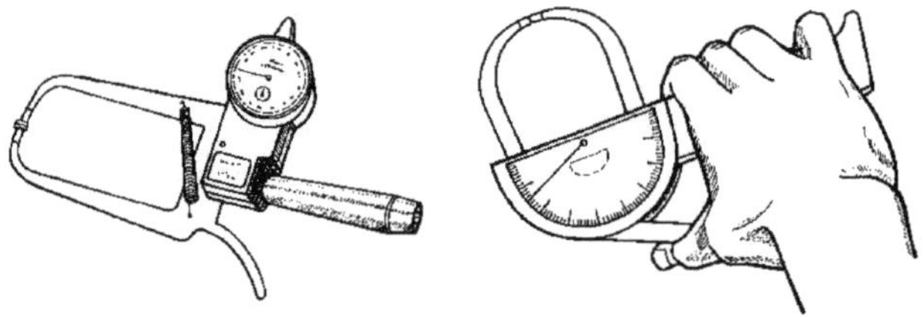

Figura 12. Medición con plicómetro (8).

- Exploración de la huella plantar mediante podoscopio: El podoscopio se emplea para detectar puntos de apoyo anormales en la planta del pie y diferenciar las zonas que soportan mayor o menor presión. Este método es crucial para identificar problemas en la distribución de la carga en los pies, proporcionando información valiosa para la corrección de posturas y la prevención de lesiones (53).

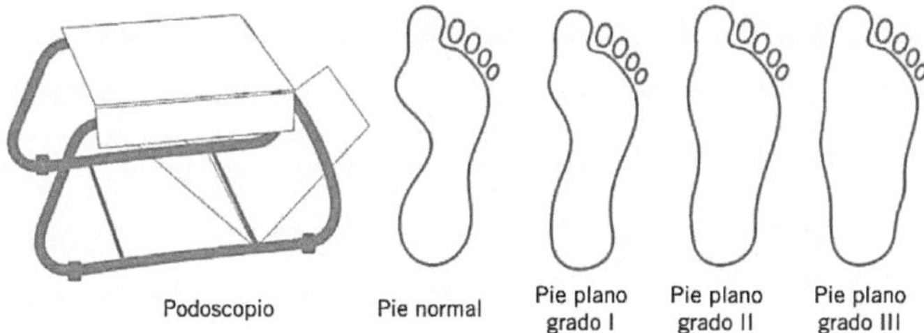

Figura 13. Podoscopio y podograma con los grados del pie plano (53).

- El test de Möberg: Implica la tinción con ninhidrina de la huella cutánea recogida sobre un papel para evaluar la secreción de las glándulas sudoríparas. Esta prueba proporciona información sobre el trofismo de la zona estudiada, ayudando a identificar posibles disfunciones en la sudoración y el estado general de la piel (54).
- Cámara fotográfica digital: La cámara fotográfica digital es una herramienta esencial para documentar la evolución de las deficiencias estructurales cutáneas. Las fotografías se registran en la historia de salud del usuario, permitiendo valorar de manera objetiva la efectividad del plan terapéutico o la evolución natural de las deficiencias. Esta documentación visual es crucial para un seguimiento detallado y preciso (55).
- Vidrio para zonas de apoyo: El vidrio para zonas de apoyo se utiliza para identificar las zonas de mayor contacto cutáneo en una región corporal específica. Se coloca un vidrio pulido sobre el área de interés, permitiendo observar y localizar las áreas que soportan mayor presión. Este método es económico y útil para identificar áreas de presión, aunque existen dispositivos tecnológicos más precisos (50).
- Materiales para evaluación de la sensibilidad: La evaluación de la sensibilidad requiere varios materiales, entre ellos un alfiler o clip, tubos de ensayo con tapón, un pincel de pelo de camello, un trozo de cartón o un pañuelo facial desechable, artículos comunes como llaves, monedas y lápices, pequeños pesos de igual dimensión para incrementar gradualmente el peso y muestras de materiales de diferentes texturas como algodón, lana y seda. Adicionalmente, se utilizan un diapasón y auriculares para reducir el ruido ambiental y enfocar la evaluación. El propósito y procedimiento de la evaluación de la sensibilidad tiene como objetivo identificar la integridad del sistema nervioso, el tipo y grado de deficiencia sensorial, y delimitar la superficie corporal comprometida. Se

explora la sensibilidad superficial, profunda o propioceptiva, y mixta o cortical. Para ello, se emplean mapas de dermatomas, que permiten identificar deficiencias en la inervación cutánea segmentaria. Estos mapas sirven como guía para localizar y registrar con precisión las áreas afectadas, facilitando el diagnóstico y la planificación del tratamiento adecuado (56).

9. Valoración analítica articular.

Una articulación es la unión de dos extremos óseos. Como se mencionó en el apartado anterior, las articulaciones son el eje de rotación sobre el cual se genera el movimiento angular, es decir, el desplazamiento de la palanca ósea gracias a la acción muscular. Las palancas articulares permiten un determinado grado de libertad de movimiento en un plano y alrededor de un eje, dependiendo de la morfología articular, del fulcro y de la existencia de músculos que producen el movimiento. Además de facilitar el movimiento, las articulaciones transforman las fuerzas de cizallamiento (que pueden ser dañinas) en fuerzas de tracción (absorbidas por los tejidos blandos periarticulares) y en fuerzas de compresión (absorbidas por el tejido óseo y cartilaginoso) (57, 58).

9.1. Evaluación analítica de las articulaciones

La evaluación se fundamentará en la observación y palpación de la articulación, así como en la valoración tanto manual como instrumental de su movilidad. Antes de la valoración, es esencial tener en cuenta los diferentes tipos de articulaciones, a continuación, se describen los diferentes tipos de articulaciones según su capacidad de movimiento y la presencia o ausencia de sinovia (57, 58):

9.1.1. Articulaciones no sinoviales o sólidas:

Las articulaciones no sinoviales, o sólidas, son aquellas en las que las superficies óseas están unidas mediante tejido conjuntivo fibroso o cartílago (normalmente fibrocartílago). Estas articulaciones permiten un movimiento mínimo (57, 58).

- Sinartrosis: Articulaciones con un alto grado de firmeza y una capacidad de movimiento mínima. Los huesos están unidos por tejido conjuntivo irregular y denso. Estas articulaciones transmiten y disipan fuerzas entre los huesos, reduciendo la posibilidad de lesiones. Se dividen en:

- Gonfosis: Unión entre los dientes y el hueso adyacente, con el ligamento periodontal interpuesto entre ambos.
- Suturas: También conocidas como sinfibrosis, son la unión entre los huesos del cráneo, conectados por una delgada capa de tejido conjuntivo llamada ligamento sutural. Se clasifican en:
  - Sutura serrata o dentadas: Bordes en forma de serrucho o dientes.
  - Sutura escamosa: Bordes biselados.
  - Sutura plana o armónica: Bordes aplanados o redondeados.
  - Esquindelesis; Una superficie en forma de cresta que encaja en una ranura.
- Sindesmosis: Articulaciones con una gran cantidad de tejido conectivo fibroso que no permite movimiento. Ejemplo: sindesmosis tibio-peronea inferior.
- Láminas epifisarias de los cartílagos de crecimiento: Unión entre el cartílago de crecimiento que se encuentra entre la epífisis y la metáfisis de los huesos largos.
- Esquindilesis: La superficie de un hueso encaja en la ranura del otro hueso que forma la articulación. Ejemplo: el hueso vómer encajado en la ranura del esfenoides.

- Anfiartrosis: Articulaciones semimóviles, con un nivel significativo de firmeza y cierto grado de movilidad. Las superficies articulares son planas o ligeramente cóncavas y están cubiertas de cartílago hialino. Siempre presentan un ligamento interóseo de fibrocartílago que une ambas superficies articulares y ligamentos periféricos que refuerzan la unión entre los huesos. Ejemplo: articulaciones entre los cuerpos vertebrales (57, 58).
  - Sínfisis: Unión de dos huesos mediante un cartílago, generalmente ubicadas en la línea media. Ejemplo: la sínfisis del pubis.
  - Sincondrosis: Articulaciones que permiten muy poco movimiento y pueden desaparecer con el envejecimiento. Ejemplos: la unión entre el disco vertebral y las vértebras adyacentes, la articulación esfenobasilar y las articulaciones xifoesternales.

9.1.2. Articulaciones sinoviales o diartrosis.

Las articulaciones sinoviales están separadas por una cavidad articular llena de líquido sinovial. Las superficies articulares están cubiertas por cartílago, normalmente de tipo hialino, lo que impide que los extremos óseos estén en contacto. Este cartílago es aneural y avascular, por lo que su nutrición se produce por imbibición, y en caso de inmovilización, puede perder masa, volumen y resistencia. Estas articulaciones están recubiertas por una cápsula articular, compuesta por la membrana sinovial en la cara interna y la membrana fibrosa (tejido conjuntivo irregular denso compuesto principalmente por fibras colágenas tipo I) en la cara externa. La estabilidad articular se refuerza con los ligamentos, que pueden ser (57, 58):

- Intracapsulares: Dentro de la cápsula, pero fuera de la cavidad sinovial, como el ligamento cruzado anterior de la rodilla.
- Extraarticulares: Fuera de la cápsula articular.

Todas las articulaciones sinoviales tienen propioceptores, vasos sanguíneos y nervios sensitivos. En algunos casos, pueden contener discos articulares o meniscos (normalmente fibrocartilaginosos), rodetes periféricos, almohadillas grasas y pliegues sinoviales. Estos elementos aumentan la congruencia articular, mejoran el arco de movimiento y optimizan el reparto de cargas. Estas articulaciones se pueden clasificar según sus grados de movimiento y la forma de las superficies articulares (57, 58):

- Un grado de libertad:
  - Articulación troclear: Una carilla articular tiene forma de polea, mientras que la otra está dividida por una cresta que encaja en la garganta de la polea. Solo permite movimiento en el plano sagital. Ejemplos incluyen el codo, tobillo y articulaciones interfalángicas.
  - Articulación trocoide: Las superficies articulares son cilíndricas, permitiendo únicamente movimientos de rotación en el plano horizontal. Ejemplos son las articulaciones radiocubital proximal y distal, costotransversas y atlantoaxial.

- Dos grados de libertad:
  - Articulación condílea: Compuesta por dos elipsoides, esferas u ovoides, una superficie es convexa y la otra cóncava. Pueden desarrollar movimiento en los planos sagital y frontal. Ejemplos son

la muñeca, articulaciones metacarpofalángicas y metatarsofalángicas, y la articulación occipitoatloidea.

- Encaje recíproco: Las superficies articulares son cóncavas en un sentido y convexas en el otro, permitiendo movimientos en los planos sagital y frontal. La laxitud articular puede permitir un tercer movimiento. Ejemplos incluyen la articulación trapezometacarpiana, esternocostoclavicular y calcaneocuboidea.

- Tres grados de libertad:
  - Enartrosis: Esfera maciza convexa que encaja dentro de una superficie cóncava, rodeadas de potentes ligamentos y músculos. Pueden experimentar un fenómeno denominado Paradoja de Codman. Ejemplos son las articulaciones glenohumeral, coxofemoral y astragaloescafoidea.
  - Artrodias: Las superficies articulares son planas y permiten movimientos de deslizamiento de pequeña amplitud. Algunos ejemplos son las articulaciones acromioclavicular, subastragalina, tibioperoneas, costovertebrales, y las articulaciones de los huesos del carpo y tarso.

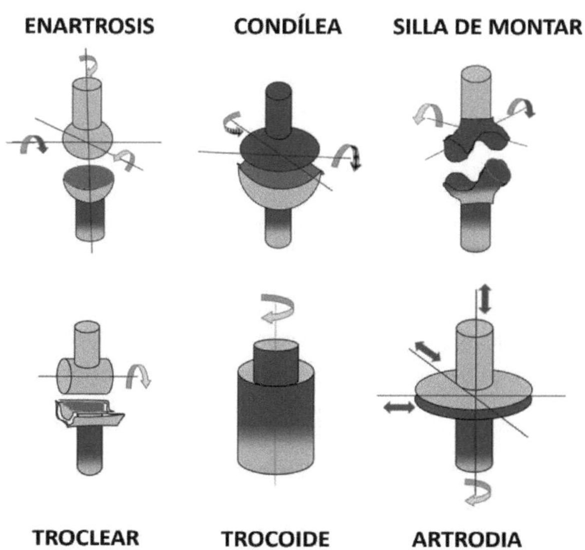

Figura 14. Tipos de articulaciones diartrosis (58).

9.1.3. Sinsarcosis

La sinsarcosis, a menudo denominada "falsa articulación", es un tipo especial de unión entre estructuras musculoesqueléticas que carece de cartílago articular. En lugar de depender de superficies articulares cartilaginosas, la sinsarcosis se basa en la interacción entre los músculos y el esqueleto para permitir el movimiento y la estabilidad. Aunque la sinsarcosis carece de la estructura típica de una articulación, sigue siendo crucial para la función y la movilidad del cuerpo humano. Estas uniones musculoesqueléticas proporcionan estabilidad y control durante el movimiento, contribuyendo así a la salud y la funcionalidad del sistema musculoesquelético (57, 58).

Un ejemplo destacado de sinsarcosis es la articulación escapulotorácica. En esta articulación, la escápula (omóplato) se encuentra unida al tórax por una serie de músculos que se insertan en la escápula y se originan en las costillas y la columna vertebral. Estos músculos, como el serrato anterior y los músculos trapecio y romboides, trabajan juntos para permitir una amplia gama de movimientos de la escápula, como la elevación, la retracción y la rotación, contribuyendo así a la movilidad del hombro. Otro ejemplo es la articulación subdeltoidea, donde el músculo deltoides se inserta en la parte superior del húmero y está unido a la parte inferior del acromion de la escápula. Aunque técnicamente no hay una articulación verdadera en este punto, la interacción entre el deltoides y el hueso permite una amplia variedad de movimientos del hombro, como la abducción, la flexión y la rotación (57, 58).

9.2. Artrocinemática

La artrocinemática se centra en el estudio de los movimientos íntimos, fundamentales y accesorios que ocurren entre las superficies articulares durante el movimiento fisiológico. Estos movimientos incluyen el rodamiento, el deslizamiento y la rotación, y se producen cuando una superficie convexa se desplaza sobre una cóncava y viceversa (59, 60):

- Rodamiento: Es un movimiento en el cual puntos contiguos de una superficie articular se enfrentan a puntos contiguos de la otra superficie articular a la misma distancia. Se produce alrededor de un eje paralelo a la superficie articular.

- Deslizamiento sin eje: Implica el desplazamiento de una superficie articular sobre otra, de modo que cada punto de una superficie toca puntos sucesivos de la otra sin repetir ninguno. El eje de movimiento es paralelo a la superficie articular.
- Rotación o deslizamiento con eje: Es el giro articular primario cuando el eje longitudinal del hueso es perpendicular a la superficie articular del otro segmento articular.

Estos movimientos suelen combinarse en articulaciones donde una superficie es cóncava y la otra convexa, lo que cambia el eje de rotación a lo largo del movimiento. La regla cóncavo-convexa de Katelborn dicta que el sentido de los movimientos se define por la forma de las superficies articulares (59, 60).

9.2.1. Coeficiente Funcional de Movilidad Articular

El arco de movimiento representa la amplitud de movimiento articular en grados en los distintos planos del espacio. Se clasifica en activo, activo-asistido o pasivo. A menudo, las articulaciones permiten un rango de movimiento mayor al necesario para las actividades diarias, por lo que Rocher introdujo el concepto de "sector útil" de movilidad articular o ángulo útil. Según este principio, una restricción del movimiento más allá del sector útil no afecta la función, pero una limitación dentro de este sector, aunque sea pequeña, puede ser muy incapacitante (59).

El coeficiente funcional de movilidad se calcula evaluando cada movimiento en la vida diaria y determinando qué arcos o ángulos son más útiles o frecuentemente utilizados en la actividad normal. Un coeficiente más alto se asigna a los ángulos del sector útil que son más favorables para la función. Rocher desarrolló una tabla con estos coeficientes, donde se multiplica el ángulo de movilidad por su coeficiente correspondiente para obtener el coeficiente funcional de movilidad articular. La puntuación máxima es 100, correspondiente al coeficiente ideal. En general, los primeros 15° de flexión a partir de la posición neutra tienen un mayor valor funcional que los siguientes 15°, lo que se traduce en un coeficiente de movilidad más alto (59).

COEFICIENTE FUNCIONAL DE LA MOVILIDAD ARTICULAR		
FLEXIÓN	0-30°	0,6
	30-75°	0,3
	75-180°	0,2
EXTENSIÓN	0-30°	0,9
	30-80°	0,3
	>80°	0,1
ABD / ADD	0-180°	0,2

Tabla 8. Tabla de coeficiente funcional de la movilidad articular según Rocher (59).

9.3. Observación articular

El examen articular debe preceder al examen del tejido cutáneo y subcutáneo correspondiente, como se detalló en el punto anterior. Aspectos a evaluar durante la observación articular (61):

- Actitud Espontánea de la Articulación:
    - Malformaciones o Secuelas Patológicas: Por ejemplo, flexum o recurvatum del codo, genu valgo o varo.
    - Actitudes Antiálgicas: Posiciones adoptadas para evitar el dolor.
    - Hábitos Posturales Anómalos: Por ejemplo, hábito asténico con cifosis dorsal, enrollamiento de hombros y proyección cefálica anterior.
- Aumentos de Volumen: Se busca indicadores de patologías como derrame sinovial, hemartros, edema periarticular o inflamación de la articulación.
- Eminencias Óseas Anormales: Se realiza una comparación con el lado opuesto de la articulación para detectar osteofitos, secuelas de fracturas (como fragmentos mal alineados o callos de fractura hipertróficos) o amiotrofia que resalten las eminencias óseas.

9.4. Palpación articular

La palpación articular es una parte esencial del examen clínico, aunque se considera un procedimiento subjetivo. Su objetivo es identificar y evaluar diversas estructuras alrededor de las articulaciones, detectando posibles anomalías o puntos de dolor que puedan indicar patologías. A continuación, se describen los aspectos clave a considerar durante la palpación articular (61):

- Interlínea articular: La interlínea articular es la zona de yuxtaposición de las dos epífisis óseas de una articulación. Puede palparse a través de la cápsula articular en la mayoría de las articulaciones superficiales. Su localización suele coincidir con los pliegues cutáneos de flexión, lo que facilita su identificación. Sin embargo, en articulaciones situadas muy profundamente, como la coxofemoral, la palpación directa de la interlínea no es posible debido a la profundidad de la estructura.
- Prominencias óseas periarticulares: Las prominencias óseas periarticulares son áreas clave para la palpación ya que coinciden con las zonas de inserción de músculos y ligamentos. La palpación de estas prominencias permite evaluar la integridad de las inserciones musculares y ligamentarias. Cualquier irregularidad, como el crecimiento de osteofitos o cambios debidos a fracturas mal alineadas, puede indicar alteraciones patológicas.
- Ligamentos: La palpación de los ligamentos se realiza mediante un movimiento de fricción perpendicular a la dirección de las fibras del ligamento, que previamente se pone en tensión para facilitar su localización. Este método permite evaluar la integridad del ligamento y detectar cualquier engrosamiento, zona de dolor o anomalía que pueda estar presente.
- Tendones: Es fundamental distinguir entre tendones y ligamentos durante la palpación. A diferencia de los ligamentos, los tendones pueden movilizarse transversalmente entre dos dedos y están afectados por el estado de contracción muscular. La palpación de los tendones permite identificar puntos dolorosos, nódulos, engrosamientos o adherencias, proporcionando información crucial sobre posibles patologías tendinosas.

Es conveniente realizar la palpación al final del examen clínico. La razón principal es que un dolor provocado por la palpación podría modificar la respuesta del paciente y afectar los resultados de otras pruebas del estudio. Al evaluar la articulación por última vez, se asegura que cualquier dolor inducido no influya en la precisión de las observaciones anteriores.

9.5. Valoración manual de la movilidad articular

El examen de movilidad articular tiene como objetivo valorar tanto cualitativa como cuantitativamente los distintos movimientos propios de la articulación que se está explorando, y determinar las causas articulares que pueden ser origen de una limitación o aumento de dichos movimientos. Para enfocar exclusivamente los factores articulares que intervienen en el movimiento, es crucial efectuar el examen de forma pasiva, ya que el movimiento activo evalúa simultáneamente factores neurológicos y musculares:

- Limitaciones e hipermovilidades articulares: Las limitaciones del movimiento articular, o hipomovilidades, pueden deberse a patología mecánica, disfunción miofascial y alteraciones pericapsulares, entre otras. Por otro lado, la hipermovilidad suele estar causada por alteraciones del sistema muscular o capsuloligamentoso, lo cual genera inestabilidad articular y puede dificultar el mantenimiento de la congruencia articular. En términos generales, la valoración activa se centra en explorar las estructuras contráctiles (musculares), mientras que la valoración pasiva, en estado de relajación muscular, estudia preferentemente las estructuras no contráctiles (ligamentos, tendones, cápsulas). Comparar los resultados de ambas valoraciones permite establecer un diagnóstico diferencial (61, 62).
- Comparación y condiciones de valoración: Los datos obtenidos en la valoración deben compararse con los de la extremidad contralateral o, si esto no es posible, con los valores habituales observados en sujetos sanos. Es esencial realizar la valoración siempre en condiciones reproducibles. Primero, se evalúan los grados de libertad pasivos de la articulación mediante movimientos no fisiológicos: deslizamientos, rodamientos, rotaciones axiales, compresión y decoaptación articular. Esto se hace partiendo de posiciones donde las estructuras musculares y capsuloligamentosas están distendidas, para no interferir con estos movimientos (61, 62).
- Dolor y deficiencias funcionales: Si durante la compresión aparece dolor, la causa se encuentra en un elemento intraarticular (líquido sinovial, cartílago, menisco); si el dolor se presenta durante la decoaptación, es producido por los tejidos blandos periarticulares (ligamentos, cápsula). Durante la valoración pasiva, es importante evitar el reflejo de Charcot, donde un movimiento violento o doloroso provoca una contracción automática de protección de la articulación (61, 62).
- Objetivos del examen de movilidad articular pasiva: Determinar las características y la calidad del movimiento: continuidad, resistencia, libertad, restricciones, hipomovilidad, hipermovilidad, etc. Relacionar el

dolor u otras deficiencias con los grados de movimiento en que aparecen y desaparecen. Reconocer las causas de la deficiencia funcional mediante la exploración de la sensación final.

- Valoración de los grados de libertad activos: Después, se valoran los grados de libertad activos, aquellos sometidos al control voluntario. Es importante prestar atención a la posición de las articulaciones supra y subyacentes para que los músculos poliarticulares que cruzan la articulación estudiada estén en posición acortada y no limiten la movilidad. Se pueden encontrar varias situaciones (61, 62)
    - Bloqueo articular temporal: como en el caso de lesiones meniscales en la rodilla.
    - Rigidez articular o anquilosis: una ausencia total de movilidad de carácter permanente.
    - Sinostosis: limitación de la movilidad causada por la fusión de dos huesos por osificación del tejido conjuntivo que los une.
    - Limitación parcial de movilidad simétrica: libre movilidad en el sector medio, pero limitada en ambos extremos del arco de movimiento.
    - Limitación parcial de movilidad asimétrica: pérdida de amplitud afecta a un solo extremo del arco de movimiento, con amplitud fisiológica en el otro sentido.
- Sensación terminal del movimiento: La sensación terminal del movimiento o tope puede ser (62):
    - Dura o tope óseo: contacto entre piezas óseas (p. ej., en la extensión del codo). Si aparece anormalmente, puede indicar osteofitos, paraosteoartropatías, callos de fractura hipertróficos, etc.
    - Elástica: puesta en tensión de las estructuras capsuloligamentarias (p. ej., en la extensión de rodilla). Puede indicar capsulitis retráctiles o retracciones musculares.
    - Blanda: contacto de masas musculares (p. ej., en la flexión de codo). También aparece en hidrartrosis o bursitis agudas.
    - "En navaja": resistencia que aumenta hasta un máximo y luego cede súbitamente, típico en espasticidad.
    - Vacío: detención antes de alcanzar la resistencia, debido a dolor intenso.
- Barreras del Movimiento Articular: En osteopatía, se identifican barreras motrices (62):

- Barrera motora fisiológica (BMF): limitación normal durante el movimiento activo por tensión de partes blandas.
- Barrera motora elástica (BME): amplitud adicional lograda pasivamente después de la BMF, limitada por la extensibilidad de ligamentos y cápsula articular.
- Barrera motora anatómica (BMA): contacto de superficies óseas, superarla causa lesión.
- Barrera patológica o restricción (BMP): limitación anormal del movimiento por diversas causas como un obstáculo muscular debido a la disminución de la elasticidad muscular, que genera resistencia elástica. Una restricción por una superficie articular, que es abrupta y dura, similar a la sensación de BPM, pero que ocurre antes de lo esperado. Si la causa es un ligamento o la cápsula, la sensación será de una barrera fisiológica que aparece de manera repentina. Si la restricción es causada por un edema, la sensación será viscoelástica.

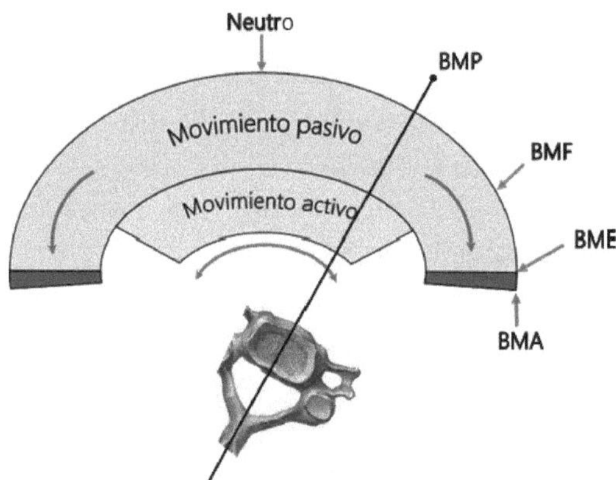

Figura 15. Barreras del movimiento articular (62).

Por otro lado, Cyriax detalló el patrón de restricción capsular de cada articulación, donde la limitación del movimiento es causada por una restricción de la cápsula, afectando ciertos movimientos más que otros. Es importante considerar que en ocasiones la limitación del movimiento no tiene origen mecánico, sino nociceptivo (como tendinopatías o tracción nerviosa). En estos casos, puede percibirse una contracción muscular defensiva súbita. También se debe prestar atención a los ritmos articulares anormales, que indican asincronía en el movimiento. Por ejemplo, en el ritmo escapulohumeral, una escápula que se mueve prematuramente durante la abducción (antes de 60º) o un deslizamiento lateral precoz durante la rotación externa del hombro sugieren afectación de la cápsula articular del hombro o un déficit en el control motor. Finalmente, es crucial buscar la presencia de movimientos anormales (como recurvatum de rodilla, valgo de codo, cajón anterior o posterior de rodilla, etc.) que pueden indicar hiperlaxitud articular. Esta hiperlaxitud puede ser constitucional o sugerir una lesión. Para evaluarla, se utiliza la escala de Beighton, que considera la movilidad de 5 articulaciones y clasifica a un paciente como hiperlaxo si obtiene una puntuación de 4 o más sobre 9 puntos posibles. Los criterios de evaluación incluyen (63):

- Dorsiflexión pasiva del 5º dedo que supera los 90º (1 punto por lado).
- Pulgares que alcanzan pasivamente la cara flexora del antebrazo (1 punto por lado).
- Hiperextensión activa de los codos que alcanza los 10º (1 punto por lado).
- Hiperextensión de las rodillas que supera los 10º (1 punto por lado).
- Flexión del tronco hacia adelante con las rodillas en extensión, de modo que las palmas de las manos tocan el suelo (1 punto).

Patrón capsular por articulaciones según Cyriax	
Articulación	**Patrón capsular**
Temporomandibular	Apertura de boca
Columna cervical	Limitación en inclinación lateral y rotación, flexión completa pero dolorosa, extensión limitada
Columna lumbar y torácica	Es difícil detecta patrón capsular
Sacroilíaca, pubis y sacroccigea	Dolor al estresar la articulación.
Esternoclavicular y acromioclavicular	Dolor en rangos extremos.
Hombro	1º Rotación externa, 2º abducción y 3º rotación interna.
Codo	Más limitada la flexión que la extensión.
Radiocubital distal	Rangos completos, pero con dolor al final del movimiento.
Muñeca	Igual limitación a la flexión que a la extensión, posible fijación en posición media.
Carpometacarpiana del pulgar	Flexión completa, limitación en la abducción y la extensión.
Falanges	Más limitación a la flexión que a la extensión.

Cadera	Rotación interna, flexión, abducción y extensión.
Rodilla	Gran limitación a la flexión con ligera limitación a la extensión. En estadios tempranos rotación completa y libre de dolor.
Tibioperonea	Dolor al estresar la articulación.
Tobillo	Más limitada la flexión plantar que la dorsal.
Subastragalina	Limitación de la inversión.
Mediotarsiana	Limitación de la flexión dorsal, flexión plantar, aducción y rotación interna; abducción y rotación externa conservan el rango completo.
Metatarsofalángica del primer dedo	Más limitada la extensión que la flexión.
Metatarsofalángica del segundo al quinto dedo	Variable; tiende a fijarse en extensión con flexión de las interfalángicas.

Tabla 9. Limitaciones en el patrón capsular por articulaciones según Cyriax (63).

En resumen, la valoración manual de la movilidad articular es un proceso detallado y cuidadoso que requiere atención a múltiples factores para identificar correctamente las causas de las limitaciones o excesos en el movimiento articular.

9.6. Propioceptores articulares

La percepción propia se refiere a la habilidad del cuerpo para detectar el movimiento y la posición de las articulaciones, lo cual proporciona sensibilidad interna. La cenestesia es parte integral de la percepción propia y se ocupa de la conciencia del movimiento y la aceleración. Los propioceptores son importantes para controlar la postura y el equilibrio, influyendo en la coordinación. Por lo tanto, el sistema propioceptivo es la fuente de información sensorial somática, compuesto por receptores que informan al sistema nervioso central sobre la tensión y el estiramiento de los músculos, articulaciones, ligamentos y piel, permitiendo ajustes necesarios para lograr el movimiento deseado. Este proceso es rápido y subconsciente, con la colaboración de la visión y el sistema vestibular. Los receptores articulares se encuentran en diversas estructuras articulares (cápsulas, ligamentos, etc.) y son mecanorreceptores. Podemos encontrar: (64).

- Corpúsculos de Ruffini: Ubicados en la capa externa de la cápsula articular, ligamentos y periostio cerca de las inserciones capsulares. Aunque están distribuidos en toda la cápsula articular, hay más en áreas con mayor estrés mecánico. Son sensibles a bajos niveles de estiramiento y tienen una adaptación lenta, activándose durante el estrés articular prolongado y el equilibrio dinámico, indicando la posición, velocidad y estrés de los tejidos periarticulares (64).

- Estáticos: Registran información en posiciones mantenidas.
- Dinámicos: Registran información en movimientos continuos.

- Corpúsculos de Paccini: Se localizan en la capa externa de la cápsula articular, ligamentos, meniscos, grasa articular y periostio cerca de las inserciones capsulares. Son mecanorreceptores de adaptación rápida, activándose al inicio y final del movimiento para detectar cambios en la deformidad de los tejidos y la aceleración o desaceleración del movimiento articular (64).
- Terminaciones nerviosas libres: Se activan cuando los movimientos articulares exceden el rango normal, causando sensaciones dolorosas de alerta (64).

9.7. Valoración instrumental articular.

La medición cuantitativa de la movilidad articular se puede realizar mediante varios métodos diferentes. A continuación, se pasa a detallar las siguientes:

9.7.1. Las mediciones centimétricas:

Para evaluar la movilidad articular se realizan en distintas partes del cuerpo y emplean diversas técnicas específicas para cada área.

- Mano (65):
  - Distancia dígito-palmar: Se mide en milímetros la distancia entre el pulpejo de cada dedo largo y la palma de la mano, evaluando la amplitud de flexión global de las articulaciones de los dedos.
  - Distancia entre el pulpejo de cada dedo largo y el pliegue de flexión de las articulaciones metacarpofalángicas: Mide la amplitud de flexión conjunta de ambas articulaciones interfalángicas.
  - Medida del palmo: Se mide la distancia entre los extremos del primer y quinto dedos con la mano abierta y los dedos en separación máxima.
  - Distancia entre los extremos del primer y segundo dedos en máxima separación: Mide la abducción del pulgar.

- Columna (66):
  - Distancia dedos-suelo: Evalúa la movilidad global de la columna en flexión anterior, midiendo la distancia en vertical entre el pulpejo del tercer dedo y el suelo con las rodillas en extensión. Es inespecífico y puede indicar limitación de la movilidad dorsolumbar, acortamiento isquiocrural, presencia de Lasègue positivo o alteración de cadera.
  - Distancia mandíbula-manubrio esternal: Valora la flexión y extensión cervicales.
  - Distancia mentón-acromion: Para las rotaciones cervicales.
  - Distancia acromion-trago auricular: Para la lateroflexión cervical.
  - Medida de la lateroflexión dorsolumbar: Con el paciente de pie y las manos en la cara externa de los muslos, se traza una marca en el muslo a la altura del extremo del tercer dedo. Luego se marca nuevamente en lateroflexión derecha e izquierda, y se mide la distancia entre las marcas.
  - Medida de la rotación dorsolumbar: Se mide la distancia entre el borde posterior del acromion homolateral a la rotación y la espina ilíaca posterosuperior contralateral.
  - Medida de los movimientos y la posición en reposo de la escápula: Se valora la movilidad en abducción-aducción y los movimientos de báscula interna y externa, midiendo la distancia del ángulo inferior de la escápula a la apófisis espinosa D7 y del borde interno de la espina de la escápula a la apófisis espinosa D3 durante los movimientos. En posición normal, la escápula se sitúa entre la 2ª y 7ª costilla, con su ángulo superointerno a nivel de la 1ª apófisis espinosa dorsal, y la porción interna de la espina de la escápula a nivel de la 3ª apófisis espinosa dorsal y a 5-6 cm de la línea media. El ángulo inferior de la escápula se sitúa a 7 cm de la línea media en reposo.
  - Test de Ott: Mide la flexibilidad de la columna dorsal marcando la apófisis espinosa de C7 y otra marca 30 cm por debajo. Se solicita flexión y extensión de la columna y se mide la distancia entre ambas marcas en ambas posiciones. En flexión, la distancia debe aumentar entre 2 y 4 cm, y en extensión, debe reducirse entre 1 y 2 cm.
  - Test de Schöber: Valora la movilidad de la columna lumbar marcando la apófisis espinosa de S1 y otra marca 10 cm por encima. Se mide la variación de distancia en flexión y extensión. La norma es una distancia de 15 cm en flexión y 9 cm en extensión. La modificación de

MacRae y Wright al test de Schöber incluye tres marcas: una en la línea que une las espinas ilíacas posterosuperiores, otra 5 cm por debajo y una tercera 10 cm por encima. Se mide la distancia entre la marca superior e inferior en flexión y extensión máxima.

9.7.2. Goniometría

La goniometría permite medir el ángulo de desplazamiento de un segmento óseo en relación con el centro de rotación de una articulación. Para ello, se coloca el centro del goniómetro en la proyección cutánea del centro articular. La rama fija se dirige hacia un punto de referencia óseo a nivel proximal y la rama móvil hacia un punto de referencia óseo en el segmento distal, asegurando que el goniómetro esté en el mismo plano que el movimiento y que sus brazos coincidan con los ejes corporales longitudinales (67).

- Principios a seguir (67):
  - Evitar compensaciones: Se fijan las articulaciones proximales.
  - Considerar el estado muscular: Atención a la tensión o relajación de los músculos poliarticulares.
  - Evaluación inicial del lado sano: Para tener una referencia.
  - Amplitudes del lado dominante: Son menores en el miembro superior que en el lado contralateral.
  - Zona a evaluar descubierta: Importante para una medición precisa.
  - Consistencia en la posición de evaluación: Normalmente se comienza en la posición cero y se anota para futuras reevaluaciones.
- Puntos de referencia óseos: Alineación del eje del goniómetro con el centro de rotación articular (67).
  - Tobillo: Ápex del maléolo externo.
  - Rodilla: 2.5 cm por encima de la cabeza del peroné.
  - Cadera: Trocánter mayor.
  - Muñeca: Estiloides cubital para flexoextensión, centro de la distancia interestiloidea para abducción-aducción.
  - Codo: Epicóndilo.
  - Hombro: Troquíter.
- Tipos de Goniómetros (67).
  - Goniómetros de dos ramas (universal o artrómetro): Conta de dos brazos unidos a un eje común. El brazo fijo está integrado con el

cuerpo, que es un transportador de ángulos en forma de esfera graduada con 180º o 360º. El brazo móvil gira alrededor del eje y señala los grados.

- Goniómetros de una sola rama (ortocéntricos o de plomada): Un solo brazo que lee el ángulo formado con la plomada. Basado en la gravedad, debe estar en el plano vertical. Permite medir flexo-extensión y abducción-aducción en bipedestación, así como flexo-extensión y rotaciones en diferentes posiciones.
- Electrogoniómetro: Genera una señal eléctrica proporcional al desplazamiento articular. Es más complejo y preciso.
- Goniómetro de desviación magnética (brújula): Consiste en una brújula montada sobre un brazo. Utilizado en el plano horizontal, con el norte magnético como posición 0. El goniómetro cervical tiene una brújula en cada plano del espacio y un estabilizador.
- Inclinómetro: Ideal para zonas donde no se puede usar un goniómetro convencional (como la columna lumbar). Utiliza la gravedad como referencia. Puede ser mecánico (con una columna de líquido y burbuja de aire) o electrónico (electroinclinómetro).
- Otros tipos:
  - Goniómetros de dedos y manubrios.
  - Medición raquídea: espondilogoniómetro y raquiómetro lumbo-pelvi-femorales.

- Lectura de las Mediciones (67):
  - Valores angulares: Se transcriben en formato de 2 o 3 dígitos con un margen de error de 5º. Agrupados según el plano de movimiento y en función de la posición neutra.
  - Lectura directa: Cuando el goniómetro indica 0º en posición neutra, por ejemplo, flexo-extensión de codo comienza en 0º.
  - Lectura indirecta: Para articulaciones cuya posición de referencia no es 0º. Se resta el valor inicial al angular si están en el mismo sector de movimiento, y se suma al sector inverso.
  - Indicaciones especiales: Si una articulación no alcanza la posición de referencia, se debe indicar.

Movimiento		Grados
	Extremidad superior	
Hombro	Abducción	180º
	Aducción	30º
	Flexión	180º
	Extensión	50º
	Rotación interna	70º
	Rotación externa	90º
Codo	Flexión	140-145º
	Extensión	0º (5-10º)
Antebrazo	Pronación	85º
	Supinación	90º
Muñeca	Flexión	85º
	Extensión	85º
	Desviación radial	15-20º
	Desviación cubital	30-45º
	Extremidad inferior	
Cadera	Flexión	120-145º
	Extensión	30º
	Abducción	45º
	Aducción	30º
	Rotación interna	30-40º
	Rotación externa	60º
Rodilla	Flexión	160º
	Extensión	0º (5-10º)
	Rotación interna (en flexión)	30º
	Rotación externa (en flexión)	40º
Tobillo	Flexión dorsal	30º
	Flexión plantar	50º
Pie (subastragalina)	Inversión	30º
	Eversión	15º
	Columna vertebral	
Cervical	Flexión (sobre todo a nivel C5-C6)	45º
	Extensión (sobre todo a nivel C5-C6)	45º
	Inclinación lateral	45º

	Rotación (sobre todo a nivel de C1-C2)	80-90º
Dorsal	Test de Ott: flexión-extensión	2-4/1-2 cm
	Rotación	45º
	Expansión torácica	6 cm
Lumbar	Flexión	40º-60º
	Extensión	30º
	Inclinación	20-30º
	Rotación	15-20º

Tabla 10. Grados de movimiento normal por articulación (67).

9.8. Otras mediciones

9.8.1. Escala de Kaltenborn.

Cuando no se puede realizar una valoración instrumental, se puede usar la Escala de Kaltenborn, que mide el movimiento de 0 a 6, especialmente en articulaciones con poco movimiento (68):

0: Anquilosis
1: Limitación importante
2: Limitación leve
3: Normal
4: Leve aumento de la movilidad
5: Importante aumento de la movilidad
6: Inestabilidad articular

9.8.2. Escala de Oposición del Pulgar de Kapandji.

Para valorar la capacidad de oposición del pulgar, se utiliza la Escala de Kapandji, que va de 0 a 10. El pulgar puede oponerse a los siguientes puntos (65):

0: Cara lateral de la primera falange del segundo dedo.
1: Cara lateral de la segunda falange del segundo dedo.
2: Cara lateral de la tercera falange del segundo dedo.
3: Pulpejo del segundo dedo.
4: Pulpejo del tercer dedo.
5: Pulpejo del cuarto dedo.
6: Pulpejo del quinto dedo.
7: Articulación interfalángica distal del quinto dedo.

8: Articulación interfalángica proximal del quinto dedo.

9: Base del quinto dedo.

10: Pliegue de flexión de la articulación metacarpofalángica del quinto dedo.

9.8.3. Prueba de los Tres Puntos de Kapandji.

Kapandji también describe una medición de la movilidad global del complejo articular del hombro. La prueba consiste en marcar el extremo del tercer dedo cuando el paciente lleva la mano a la espalda en las siguientes posiciones (65):

- Flexión-rotación externa
- Extensión-rotación interna
- Aducción sobre el hombro contralateral

La superficie del triángulo obtenido da una valoración de la movilidad del complejo articular del hombro.

9.8.4. Estrella de Maigne.

Para registrar la movilidad de la columna, se usa la Estrella de Maigne. Se trata de una cruz en la que cada uno de los sectores superiores está atravesado por una bisectriz (69):

- El segmento superior representa la flexión.
- El inferior representa la extensión.
- Los brazos izquierdo y derecho representan las rotaciones.
- Las bisectrices izquierda y derecha representan las inclinaciones laterales.

En cada segmento se indica la limitación del movimiento (cerca del centro si es al inicio de la amplitud fisiológica y hacia el extremo si es al final) y su causa:

- Con una cruz si es por un bloqueo.
- Con una, dos o tres barras si es por dolor leve, moderado o intenso.

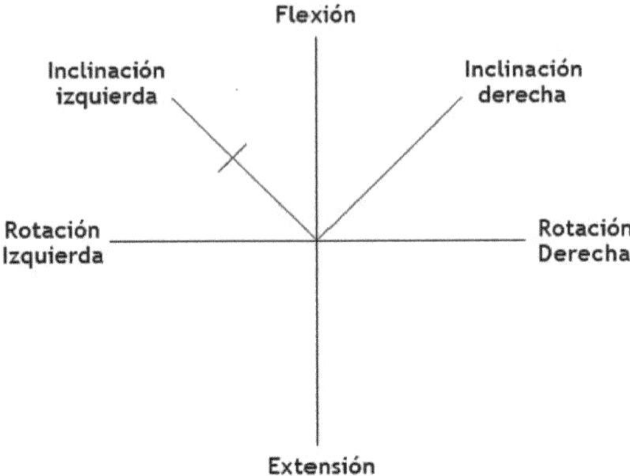

Figura 16. Estrella de Maigne. Se indica un bloqueo articular para la inclinación izquierda (69).

10. Valoración analítica muscular.

10.1. Valoración muscular.

10.1.1. Valoración muscular pasiva.

En la valoración muscular pasiva se observan varios aspectos importantes del músculo (70):

- Volumen muscular: Se examina el tamaño del músculo.
- Posición de las palancas óseas en reposo: Se analiza la posición natural de los huesos cuando el cuerpo está en reposo.
- Relieves anatómicos: Se estudian las características anatómicas visibles.
- Tono Muscular de Base: Se evalúa el estado de tensión del músculo en reposo absoluto, sin ninguna contracción, incluyendo la antigravitatoria.

Si se valora el estado de tensión del músculo durante una acción contra la gravedad, se refiere a tono postural. Para evaluar el tono muscular se consideran (70):

- Modificaciones en la postura corporal
- Reflejos osteotendinosos
- Capacidad para ejecutar el movimiento libremente
- Resistencia a la movilización pasiva

- Palpación y Movilización Tisular: Proporcionan información sobre la consistencia muscular y la movilidad pasiva transversal. En músculos muy débiles, la palpación puede detectar actividad muscular.
- Tendón: No cambia su consistencia durante la contracción muscular, pero su movilidad transversal disminuye proporcionalmente a la fuerza generada.
- Extensibilidad: Se valora situando el músculo en posición de estiramiento máximo en cada articulación que cruza. Si el músculo no se alarga completamente, se detecta una pérdida parcial del movimiento llamada retracción.
- Insuficiencia Muscular:
  - Funcional Pasiva: Cuando un músculo se estira al máximo y no puede elongarse más.
  - Funcional Activa: Cuando el músculo está en acortamiento máximo y no puede contraerse más debido a la máxima imbricación de los filamentos de actina y miosina.
  - Puntos Gatillo Miofasciales (PGM): Áreas hiperirritables dentro de una banda tensa de músculo esquelético que provocan dolor local y referido y disfunciones motoras.

10.1.2. Valoración muscular activa.

Para la evaluación de la contracción activa, se cuantifica la resistencia máxima que un músculo puede vencer mediante el cálculo de la RM (repetición máxima) estática y dinámica y la 10RM usando cargas externas (70).

- Factores a Considerar (70):
  - Conocimientos anatómicos, biomecánicos y fisiológicos.
  - Anulación de movimientos de sustitución (axioma de Beevor).
  - Colocación adecuada del segmento a valorar, comenzando en una posición antigravitatoria.
  - Habilidad en la palpación y aplicación de la resistencia externa.
  - Explicación clara al paciente.
  - Uso de un método estandarizado de graduación de la fuerza.
  - Experiencia realizando balances musculares.
  - Lugar y dirección de aplicación de la resistencia.
- Evaluación Cualitativa: La fuerza se puede valorar cualitativamente según la capacidad de un músculo para vencer la gravedad, conocido

como balance muscular. El paciente no es simétrico, por lo que la musculatura de un lado puede ser más fuerte que la del otro, pero se valora comparando con el lado sano.

10.1.3. Escalas para la evaluación de la fuerza muscular.

Las escalas de graduación de fuerza son herramientas esenciales en la fisioterapia para evaluar la capacidad de contracción de los músculos. Estas escalas permiten medir la fuerza muscular de manera cualitativa y cuantitativa, proporcionando una guía sistemática para identificar el nivel de funcionamiento muscular y detectar posibles debilidades o desequilibrios. Las evaluaciones de fuerza muscular son cruciales tanto en el diagnóstico de lesiones como en el seguimiento del progreso de la rehabilitación y en la planificación de programas de fortalecimiento muscular. Las diferentes escalas, como la de Oxford, proporcionan un marco estandarizado que facilita la comparación y la comunicación de los resultados entre profesionales de la salud (70).

Escalas para la valoración de la fuerza muscular		
Lowett (1912)	malo, pobre, débil, bueno y normal	
Kendall (1946)	100% (normal)	Movimiento completo contra gravedad y resistencia máxima.
	75% (bueno)	Movimiento completo contra gravedad y resistencia moderada.
	50% (regular)	Movimiento completo contra gravedad sin resistencia.
	25% (malo)	Movimiento completo sin la fuerza de la gravedad.
	10% (vestigios)	Contracción muscular sin movimiento.
	0%	Ausencia de contracción muscular.
Pinzler	0	No hay movimiento.
	+	Inicio del movimiento.
	++	Movimiento incompleto.
	+++	Movimiento completo.
	Grado 0 (0%)	Ausencia total de contractilidad.
	Grado 1 (10%)	Contracción muscular visible o palpable sin movimiento.

Daniels, Williams y Worthingham (Escala de Oxford)	Grado 2 (25%)	Movimiento completo eliminando la gravedad.
	Grado 3 (50%)	Movimiento completo contra gravedad.
	Grado 4 (75%)	Movimiento completo contra gravedad y resistencia moderada.
	Grado 5 (100%)	Movimiento completo contra resistencia máxima.

Tabla 11. Escalas para la valoración muscular (70).

- Test de Ruptura y Resistencia Activa (70):
  - Test de ruptura: Aplicar resistencia manual y pedir al paciente que mantenga la posición.
  - Test de resistencia activa: Aplicar resistencia opuesta a la contracción muscular hasta alcanzar el nivel máximo tolerado.
- Consideraciones Finales: Las pruebas musculares manuales son fiables para detectar debilidad intensa, pero muestran variabilidad en fuerzas altas. El balance muscular es útil para lesiones neurológicas periféricas y medulares, pero no para lesiones de origen encefálico, donde se requiere una evaluación más global y funcional (70).

10.1.4. Medidas instrumentales para la valoración muscular.

- Cinta Métrica: La cinta métrica se utiliza para medir los cambios en el volumen muscular durante las fases de contracción y relajación. Esta herramienta proporciona datos sobre el tamaño del músculo y puede ayudar a monitorear el progreso de un paciente durante la rehabilitación o el entrenamiento (70).
- Dinamómetros: Los dinamómetros son instrumentos diseñados para medir la fuerza isométrica que un músculo puede generar. Al evaluar la fuerza isométrica, se obtiene una medida precisa de la capacidad del músculo para generar tensión sin cambiar su longitud (70).
- Máquina de Isocinéticos: Las máquinas de isocinéticos permiten realizar contracciones musculares concéntricas (cuando el músculo se acorta) y excéntricas (cuando el músculo se alarga) a una velocidad constante a lo largo de todo el rango de movimiento articular. Estas máquinas ofrecen la ventaja de ajustar la velocidad del movimiento, lo que permite la

activación de diferentes tipos de fibras musculares según la velocidad seleccionada. Esto resulta útil para una rehabilitación precisa y para optimizar el rendimiento deportivo (70).

11. Valoración funcional en fisioterapia

11.1. Examen de la estática.

11.1.1. La observación.

La observación es una parte esencial de la evaluación, ya que ofrece una visión integral del paciente en su estado más natural, complementando la información obtenida de las evaluaciones más estructuradas y específicas. El concepto de "normalidad" en términos de postura es complejo debido a la diversidad entre individuos y la variabilidad que puede depender de factores como la edad, patologías, estado de fatiga, entre otros. Incluso, un mismo individuo puede mostrar variaciones posturales en diferentes momentos de su vida. Este concepto está estrechamente ligado al morfotipo de cada persona. Características que deberían estar presentes en una postura correctamente alineada (71):

- Mirada dirigida a la horizontal: La cabeza debe estar en una posición tal que la mirada se dirija horizontalmente.
- Alineación sagital: Occipucio, región medio dorsal y hueso sacro. estos puntos deben estar alineados en el plano sagital.
- Curvaturas sagitales fisiológicas:
    - Lordosis cervical y lumbar: Curvaturas hacia adentro en las regiones cervical y lumbar.
    - Cifosis dorsal: Curvatura hacia afuera en la región dorsal.
- Alineación de la cintura escapular y hombros: Los hombros y la cintura escapular deben estar alineados horizontalmente.
- Alineación de los huesos ilíacos: Los huesos ilíacos también deben estar alineados en el eje transversal.
- Hombros sin enrollar: Debe haber ausencia de enrollamiento vertical o transversal de la escápula.
- Pelvis neutra: Posición intermedia de la báscula pélvica. La pelvis debe estar en una posición neutral, no inclinada hacia adelante (anteversión) ni hacia atrás (retroversión).
- Alineación de EIAS y sínfisis púbica: Las espinas ilíacas anterosuperiores (EIAS) derecha e izquierda deben estar alineadas con la sínfisis púbica en el mismo plano.

- Rodillas alineadas en extensión 0º: Las rodillas deben estar alineadas sin flexión, recurvatum (hiperextensión), varo (arqueadas) o valgo (juntas).
- Calcáneos sin varo ni valgo: Los talones deben estar alineados sin inclinación hacia adentro (varo) ni hacia afuera (valgo).

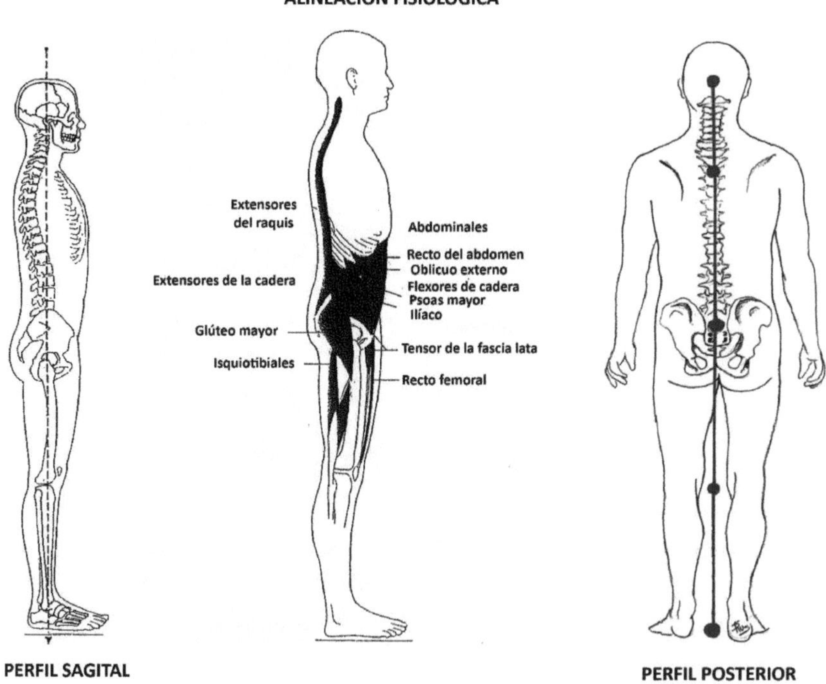

Figura 17. Alineamiento fisiológico ideal (9).

A continuación, se describen los diferentes tipos de posturas típicas que se pueden observar, junto con sus características y posibles implicaciones clínicas (71):

- Síndrome Cruzado Superior (o del Hombro):
    - Características: Elevación y protracción de los hombros, rotación y abducción de las escápulas, cabeza anteriorizada.
    - Implicaciones: Este síndrome puede llevar a problemas como dolor cervical, cefaleas y disfunción de la cintura escapular.

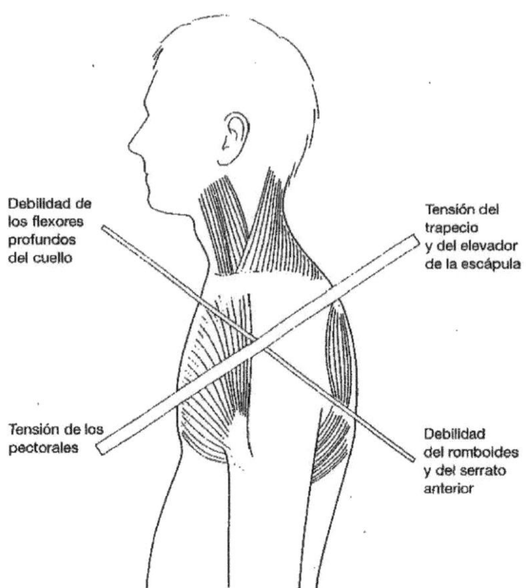

Figura 18. Morfología del síndrome cruzado superior (9).

- Postura de Cifosis-Lordosis (71):
    - Características: Combinación de hiperlordosis lumbar e hipercifosis torácica, similar a los síndromes cruzados superior e inferior.
    - Implicaciones: Esta postura puede causar dolores generalizados en la espalda y problemas respiratorios debido a la alteración de la caja torácica.

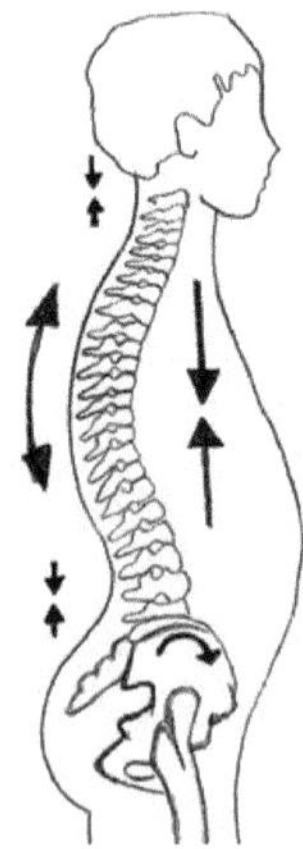

Figura 19. Postura en cifosis-lordosis (9).

- Síndrome Cruzado Inferior (o de la Pelvis) (71):
  - Características: Anteversión pélvica, aumento de la lordosis lumbar, semiflexión de las caderas.
  - Implicaciones: Este patrón puede asociarse con dolor lumbar, problemas de cadera y disfunción de los músculos estabilizadores del tronco.

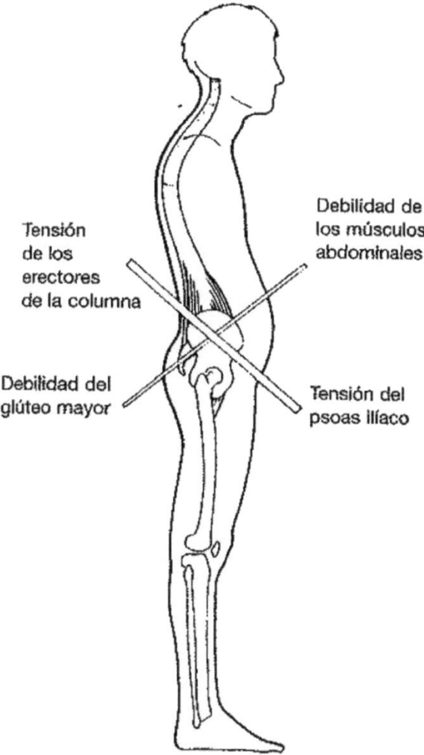

Figura 20. Morfología del síndrome cruzado inferior (9).

- Síndrome de las Capas (71):
  - Características: Alternancia de músculos hipertróficos e hipotróficos; debilidad de estabilizadores de la escápula, erectores lumbosacros, glúteo mayor, y músculos abdominales.
  - Implicaciones: Puede conducir a dolor crónico de espalda, inestabilidad pélvica y problemas posturales globales.

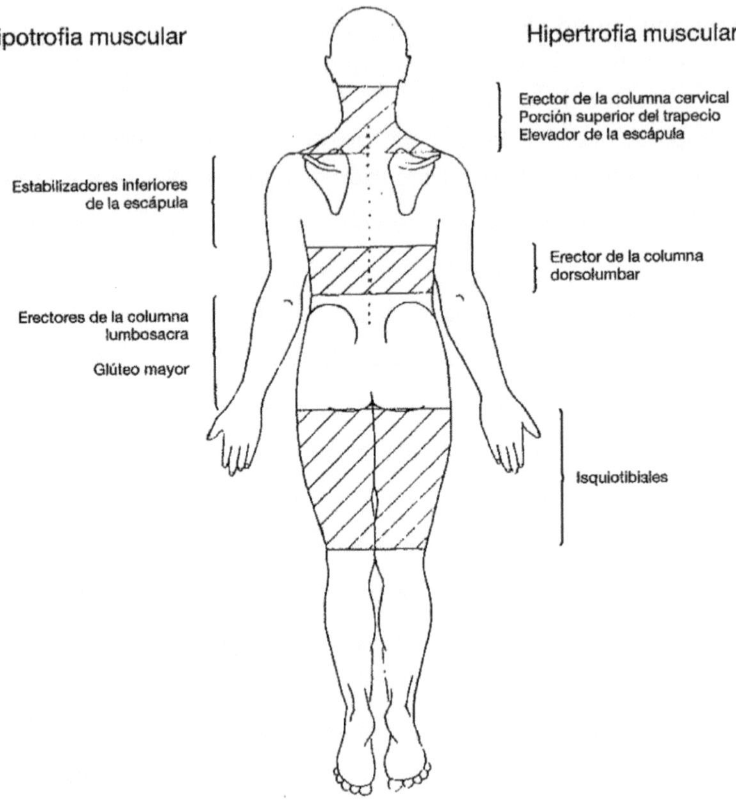

Figura 21. Postura en síndrome de las capas (9).

- Postura de Espalda Plana (71):
    - Características: Columna cervical ligeramente extendida, parte superior de la columna dorsal flexionada, ausencia de lordosis lumbar, basculación posterior de la pelvis, extensión de las caderas.
    - Implicaciones: Esta postura puede ser resultado de flexores de la cadera débiles y elongados, y músculos isquiotibiales acortados y fuertes, contribuyendo a dolores en la parte baja de la espalda y disfunción de la marcha.

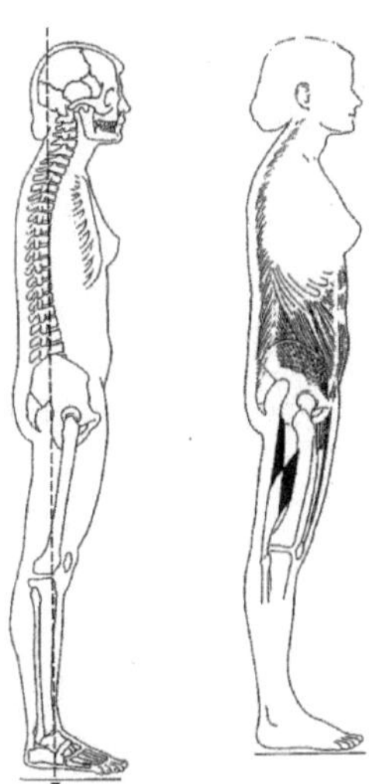

Figura 22. Postura de espalda plana (9).

- Postura de Espalda Oscilante (71):
    - Características: Cabeza anteriorizada, columna cervical extendida, flexión y desplazamiento posterior del tronco, basculación posterior de la pelvis, caderas hiperextendidas.
    - Implicaciones: Relacionada con elongación y debilidad de flexores de la cadera y músculos abdominales, y acortamiento de isquiotibiales, provocando inestabilidad postural y dolor lumbar.

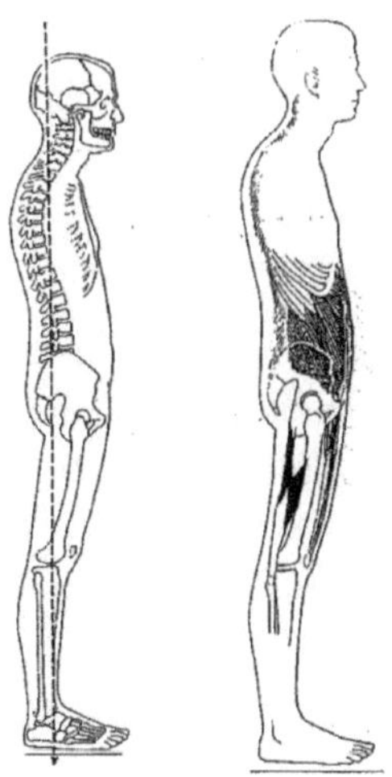

Figura 23. Postura de espalda oscilante (9).

- Postura Lateralizada (71):
    - Características: Hombro derecho descendido, escápula derecha en descenso y aducción, curva dorsolumbar convexa hacia la izquierda, basculación pélvica lateral.
    - Implicaciones: Puede originar desequilibrios musculares entre los lados derecho e izquierdo del cuerpo, afectando la simetría y funcionalidad del tronco y extremidades inferiores.

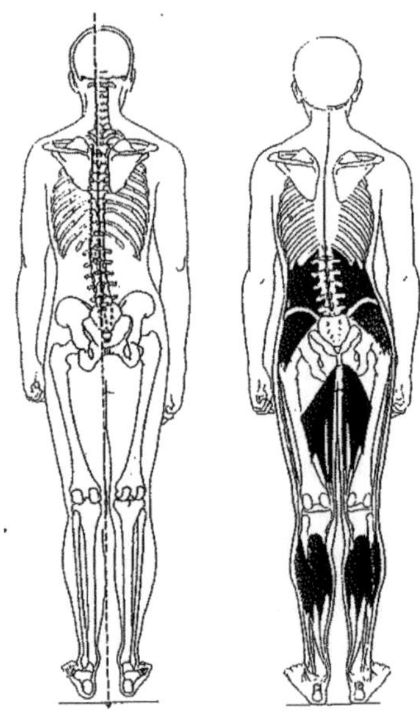

Figura 24. Postura lateralizada (9).

11.2. Evaluación de la marcha normal

La marcha humana es la forma habitual de locomoción del hombre, permitiendo el desplazamiento en posición bípeda con bajo esfuerzo y mínimo gasto energético. Este proceso implica movimientos alternantes y rítmicos de las extremidades y el tronco, que facilitan el avance del centro de gravedad corporal. La unidad funcional básica de la marcha es el ciclo de la marcha o zancada, que abarca la secuencia de movimientos entre dos contactos consecutivos del talón del mismo pie, comprendiendo dos pasos (72, 73).

Durante cada ciclo de la marcha, cada pierna pasa por dos fases (72, 73):

- Fase de soporte o apoyo: La pierna está en contacto con el suelo, iniciando con el contacto del talón y finalizando con el despegue del antepié. Esta fase incluye dos períodos de apoyo doble (ambos pies en el suelo) y dos de apoyo monopodal (un pie en el suelo). Constituye aproximadamente el 60% del ciclo.
- Fase de oscilación o balanceo: La pierna se despega del suelo y avanza hacia adelante para el siguiente apoyo. Comienza con el despegue del antepié y termina con el siguiente contacto del pie con el suelo, constituyendo el 40% restante del ciclo.

La marcha se caracteriza por el contacto constante de al menos un pie con el suelo. A mayor velocidad, la fase de apoyo bipodal disminuye y puede desaparecer, marcando la transición a la carrera, donde no hay apoyos bipodales y se alternan períodos de apoyo monopodal con momentos en los que ambos pies están en el aire (72, 73).

La unidad funcional básica del caminar es el ciclo de marcha o paso largo. Este ciclo se define como la secuencia de eventos que ocurren entre dos contactos consecutivos del talón del mismo pie. Por tanto, un paso largo incluye dos pasos, que comprenden desde el apoyo de un talón hasta el apoyo del talón contrario. La marcha consta de las siguientes características (72, 73):

- Longitud de zancada: Distancia entre dos apoyos sucesivos de un mismo talón.
- Longitud de paso: Distancia entre el apoyo de un talón y el del otro talón.
- Anchura del paso: Distancia entre los puntos medios de ambos talones en apoyo.
- Ángulo del paso: Ángulo entre el eje longitudinal del pie y la línea de marcha.
- Cadencia de marcha: Número de pasos por minuto.
- Velocidad de marcha: Distancia recorrida en la unidad de tiempo. Es el producto de la longitud del paso por la cadencia de marcha.

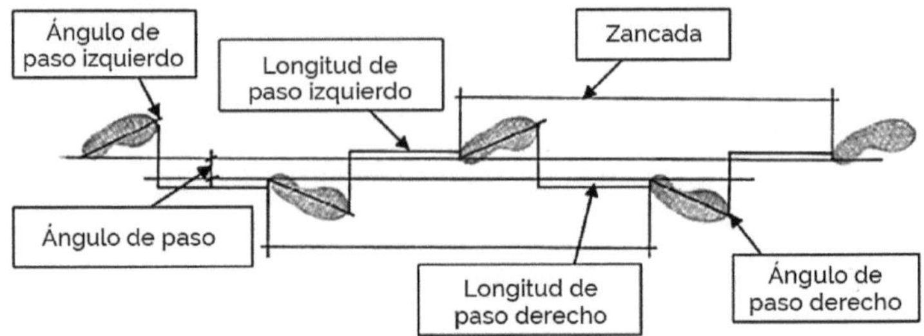

Figura 25. Parámetros de la marcha (73).

- Descripción Morfológica de la Marcha (74):

Para el análisis de la marcha, usualmente se toma como referencia el pie derecho. El ciclo inicia con el primer doble apoyo (también conocido como fase de apoyo anterior de recepción y frenado), que abarca desde el contacto del talón derecho con el suelo hasta el despegue de los dedos del pie izquierdo. Esta fase comienza en el 0% del ciclo y termina alrededor del 10%. Luego, entre el 10% y el 50% del ciclo, se desarrolla la fase de apoyo monopodal del miembro inferior derecho (MID). Esta fase inicia con el despegue de los dedos del pie izquierdo (específicamente del primer dedo) y finaliza con el apoyo del talón del mismo pie en el suelo, de modo que el MID está en contacto con el suelo mientras el pie izquierdo realiza su período oscilante. Entre el 50% y el 60% del ciclo se lleva a cabo la segunda fase de apoyo bipodal (también llamada apoyo posterior de impulso), que comprende desde el apoyo del talón izquierdo hasta el despegue de los dedos del pie derecho. El ciclo continúa con la oscilación del MID durante el apoyo monopodal sobre la extremidad inferior izquierda, desde el despegue de los dedos del pie derecho hasta el nuevo apoyo del talón derecho, que corresponde al 100% del ciclo. Estas divisiones del ciclo de la marcha pueden subdividirse en fases menores, como las propuestas por Perry en 1992.

El ciclo de marcha se analiza tomando como referencia el pie derecho y se divide en fases de apoyo y oscilación (74).

- Fase 1. Fase de apoyo o de soporte (74):
  - Contacto inicial (0-2% del ciclo):
    - El pie derecho toca el suelo con el borde del talón.
    - La rodilla está casi extendida, la cadera flexionada a 30° y la pelvis derecha adelantada.

- Músculos activos:
  - Erectores de la columna: Gestionan la flexión y la inclinación del torso.
  - Glúteo mayor: Activa al final del balanceo para manejar la cadera durante el contacto inicial y empezar la extensión al cargar peso.
  - Glúteo medio: Activo en la fase final del balanceo y durante toda la fase de apoyo, estabiliza la pelvis con contracción isotónica excéntrica, evitando su oscilación lateral. Otros músculos como el glúteo menor, tensor de la fascia lata y el cuadrado lumbar contralateral ayudan en esta estabilización.
  - Aductor mayor: Trabaja al final del balanceo junto al glúteo medio para mantener el equilibrio pélvico.
  - Cuádriceps: Se contrae concéntricamente al final del balanceo para extender la rodilla antes del contacto del talón y controlar la flexión causada por los isquiotibiales.
  - Isquiotibiales: Colaboran con el cuádriceps, contrayéndose excéntricamente al final del balanceo para controlar la extensión de la rodilla y luego concéntricamente para flexionarla tras el contacto del talón.

- Respuesta a la carga (2-10% del ciclo):
  - El pie derecho realiza contacto completo con el suelo.
  - Músculos activos:
    - Glúteo máximo: Realizan extensión de la cadera.
    - Glúteo medio, menor y tensor de la fascia lata: estabilizan la pelvis en el plano frontal, y el tensor de la fascia lata también garantiza la estabilidad lateral de la rodilla.
    - Cuádriceps: modula la flexión de la rodilla de manera excéntrica.
    - Peroneo largo y tibial posterior: se activan al final de la fase para controlar los movimientos del tobillo en el plano lateral durante el apoyo monopodal.
- Apoyo medio (10-30% del ciclo):
  - El pie izquierdo despega y el derecho soporta el peso del cuerpo.
  - Músculos activos:
    - Glúteo mayor: se contrae concéntricamente al inicio del apoyo monopodal, deteniéndose al llegar a la posición vertical.

- Glúteo medio, menor y tensor de la fascia lata: mantienen la pelvis estable en el plano lateral.
- Cuádriceps: se contrae concéntricamente para extender la rodilla al inicio de la fase.
- Isquiotibiales: regulan la extensión de la rodilla al inicio y, junto con el cuádriceps, cesan su actividad al final de la fase.
- Tríceps sural (principalmente el sóleo): controla el movimiento anterior de la tibia sobre el tobillo de forma excéntrica.
- Tibial posterior y peroneos: aseguran la estabilidad del pie.

- Apoyo final (30-50% del ciclo):
  - La tibia pasa de la vertical, el tobillo se flexiona dorsalmente, y la rodilla y la cadera se extienden.
  - Músculos activos: psoas ilíaco, glúteos medio y menor, tensor de la fascia lata, tríceps sural, tibial posterior, peroneos, y flexores largos de los dedos.
    - Psoas ilíaco: se contrae excéntricamente para frenar la extensión de la cadera.
    - Glúteo medio, menor y tensor de la fascia lata: se mantienen activos para estabilizar la pelvis lateralmente, cesando al final de la fase.
    - Tríceps sural: se contrae concéntricamente con fuerza para el despegue del talón y la aceleración del cuerpo.
    - Tibial posterior y peroneos laterales: permanecen activos.
    - Flexor largo de los dedos y del primer dedo: se contraen concéntricamente durante el despegue del talón.
- Preoscilación (50-60% del ciclo):
  - El pie derecho se prepara para despegar mientras el talón izquierdo toca el suelo.
  - Músculos activos:
    - Erectores espinales: gestionan la inclinación anterior del torso tras el contacto del talón izquierdo.
    - Flexores de cadera (psoas): se contraen concéntricamente para impulsar la pierna hacia adelante.
    - Cuádriceps (recto femoral): se contrae excéntricamente para evitar la flexión de la rodilla causada por el tríceps sural y asiste al psoas en la flexión de la cadera.

- Tríceps sural y tibial posterior: se contraen concéntricamente para realizar una flexión plantar del tobillo y empujar el pie hacia adelante.
- Peroneo lateral largo: controla de manera concéntrica la acción supinadora del tibial posterior durante la flexión plantar del tobillo.

- Fase 2. Fase de oscilación (74):
  - Oscilación inicial (60-73% del ciclo):
    - El pie derecho despega del suelo y la extremidad se acorta para evitar chocar con el suelo.
    - Músculos activos:
      - Psoas-ilíaco y aductor mayor: se contraen concéntricamente para flexionar la cadera, acortando la extremidad e impulsándola hacia adelante.
      - Cuádriceps (recto femoral): se contrae excéntricamente para controlar la flexión de la rodilla y ayuda en la flexión de la cadera.
      - Isquiotibiales: se contraen concéntricamente para flexionar la rodilla.
      - Tibial anterior, extensor común de los dedos y extensor del primer dedo: realizan una flexión dorsal para evitar que el pie tropiece con el suelo.
  - Oscilación media (73-87% del ciclo):
    - El pie derecho avanza, la rodilla comienza a extenderse pasivamente y el tobillo llega a una posición neutra.
    - Músculos activos:
      - Psoas-ilíaco: solo está activo al inicio de la fase.
      - Isquiotibiales: empiezan una contracción excéntrica para frenar la aceleración del miembro hacia adelante.
      - Tibial anterior, extensor común de los dedos y extensor del primer dedo.
  - Oscilación final (87-100% del ciclo):
    - El pie derecho se prepara para el contacto con el suelo, la rodilla se extiende y el tobillo está en posición neutra.
    - Músculos activos:
      - Glúteo mayor, glúteo medio y menor: se contraen para preparar el nuevo contacto del talón.

- Cuádriceps: extiende la rodilla para el contacto inicial con el talón.
- Isquiotibiales y poplíteo: se contraen excéntricamente para frenar la extensión de la rodilla, con máxima activación en esta fase.
- Tibial anterior, extensor común de los dedos y extensor del primer dedo: continúan activos de forma concéntrica para preparar el apoyo del talón en el suelo.

Esta descripción detallada de la marcha humana es fundamental para el análisis biomecánico y el diagnóstico de alteraciones en el patrón de marcha, lo que a su vez ayuda en la planificación de intervenciones terapéuticas adecuadas. A continuación, una tabla resumen de las diferentes etapas de la marcha.

FASES DEL CICLO DE LA MARCHA			
		Fase de apoyo o soporte	
Contacto inicial	**Ciclo de la marcha**	0-2% del ciclo	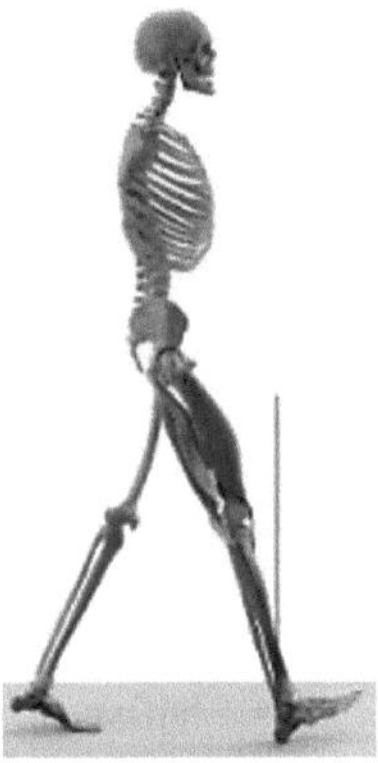
	Cadera	30°	
	Rodilla	0-5°	
	Tobillo	0°	
	Actividad muscular	Erectores de la columna, glúteo mayor, glúteo medio, aductor mayor, cuádriceps, isquiotibiales	
	Función	Contacto del talón con el suelo	
Apoyo inicial. Respuesta a la carga	**Ciclo de la marcha**	2-10% del ciclo	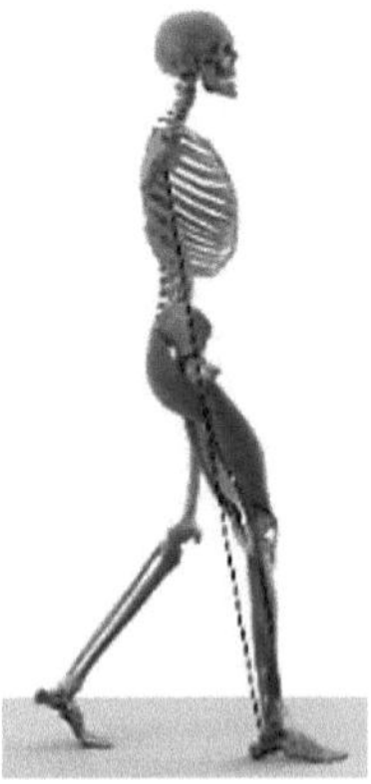
	Cadera	30°	
	Rodilla	20°	
	Tobillo	5-10° flexión plantar	
	Actividad muscular	Glúteo mayor, glúteo medio y menor, tensor de la fascia lata, cuádriceps, peroneo lateral largo y tibial posterior.	
	Función	Absorción del impacto en la rodilla y el tobillo.	

		Transferencia de carga y estabilidad en la cadera. Movimiento adelante mediante balanceo de talón.	
Apoyo medio	**Ciclo de la marcha**	10-30%	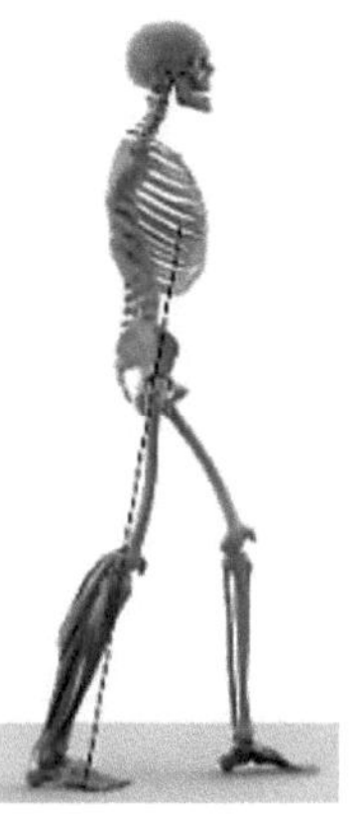
	Cadera	10°	
	Rodilla	0-5°	
	Tobillo	5° flexión dorsal	
	Actividad muscular	Glúteos mayor, medio y menor, tensor de la fascia lata, cuádriceps, isquiotibiales, tríceps sural, tibial posterior y peroneos.	
	Función	Movimiento hacia adelante controlando de la tibia. Traslado del centro de gravedad hacia adelante mediante balanceo de tobillo.	
Apoyo final	**Ciclo de la marcha**	30-50%	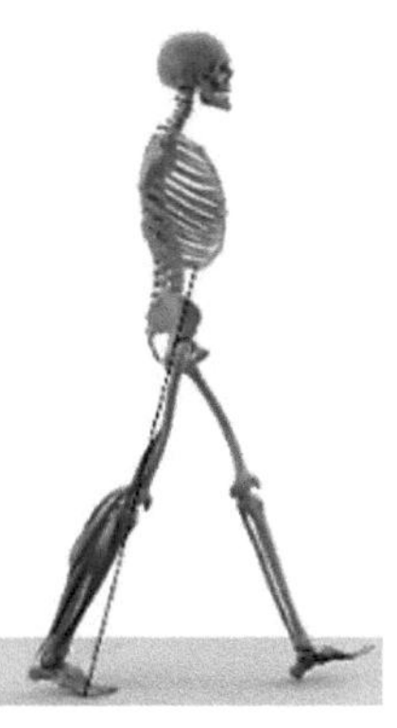
	Cadera	10° hiperextensión	
	Rodilla	0-5° flexión	
	Tobillo	10° flexión plantar 30° extensión de las articulaciones metatarsofalángicas	
	Actividad muscular	Psoas ilíaco, glúteos medio y menor, tensor de la fascia lata, tríceps sural, tibial posterior, peroneos, y flexores largos de los dedos.	
	Función	El segundo rodillo genera un avance hacia adelante, moviendo el centro de gravedad fuera de la base de apoyo y garantizando	

		una longitud de zancada apropiada. Flexión plantar controlada de tobillo elevándose el talón del suelo.	
Pre-oscilación	**Ciclo de la marcha**	50-60%	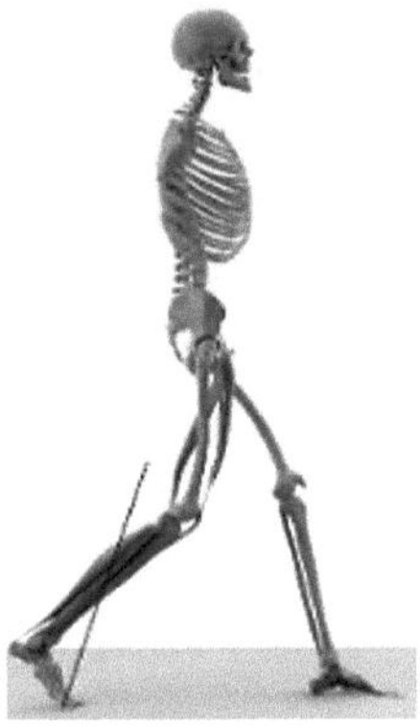
	Cadera	-10° hiperextensión	
	Rodilla	40° flexión	
	Tobillo	15° flexión plantar	
	Actividad muscular	erectores espinales, flexores de cadera (psoas), cuádriceps, tríceps sural, tibial posterior, y peroneo lateral largo.	
	Función	Flexión pasiva de la rodilla de 40°. Flexión plantar del tobillo.	
		Fase de oscilación	
Oscilación inicial	**Ciclo de la marcha**	60-73%	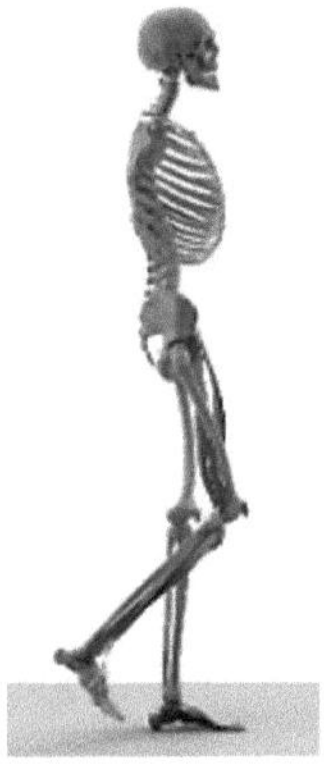
	Cadera	15° flexión	
	Rodilla	60-70° flexión	
	Tobillo	5° flexión plantar	
	Actividad muscular	psoas-ilíaco, aductor mayor, cuádriceps, isquiotibiales, y flexores dorsales.	
	Función	Flexión de la rodilla de al menos 55° para suficiente altura sobre el suelo.	
Oscilación media	**Ciclo de la marcha**	73-87%	
	Cadera	25° flexión	
	Rodilla	25° flexión	
	Tobillo	0°	
	Actividad muscular	Psoas-ilíaco (inicialmente), isquiotibiales (excéntricamente), y flexores dorsales.	

	Función	Creciente flexión de la cadera a 25°, movimiento del tobillo a posición neutra.	
Oscilación final	**Ciclo de la marcha**	87-100%	
	Cadera	20° flexión	
	Rodilla	0-5° flexión	
	Tobillo	0°	
	Actividad muscular	Glúteos mayor, medio y menor	
	Función	Extensión de la rodilla hasta flexión neutra y preparación para la fase de apoyo.	

Tabla 12. Resume de ciclo completo de la marcha con las diferentes fases. (74).

- Comportamiento de la pelvis, tronco y miembros superiores durante la marcha: Durante la marcha, la pelvis, el tronco y los miembros superiores ejecutan movimientos coordinados en los tres planos del espacio (74).
  - Pelvis: En el plano frontal la pelvis permanece en una anteversión de 10-12° durante casi todo el ciclo, con variaciones de 4° hacia la retroversión en el apoyo monopodal. Con respecto al plano frontal se realiza movimientos ascendentes y descendentes con una amplitud de aproximadamente 5°. Está horizontal en el contacto inicial, se eleva al final de la fase de apoyo inicial, y desciende durante la preoscilación y oscilación inicial, controlado por los abductores de la cadera. En el plano transversal la pelvis se rota internamente durante el contacto inicial y externamente durante la preoscilación.

- Tronco: Realiza movimientos de rotación, inclinación y oscilación lateral. Existe un movimiento contrario entre la cintura pélvica y la escapular, con el hombro adelantado en el contacto inicial y retrasado en la preoscilación.
- Miembros superiores: Ejecutan movimientos de flexión y extensión de 45-50°. Los movimientos son sincronizados y opuestos homolateralmente, es decir, mientras un miembro superior se mueve hacia adelante, el inferior del mismo lado se mueve hacia atrás. El codo sigue un patrón de flexo-extensión similar al del hombro, aunque con un leve retraso.

Este juego de movimientos asegura la coordinación y equilibrio necesarios para una marcha eficiente (74).

- Desplazamiento del centro de gravedad y factores de ahorro energético durante la marcha: El centro de gravedad del cuerpo se localiza cerca de la segunda vértebra sacra, aproximadamente al 55% de la altura de la persona desde el suelo. Durante la marcha, este centro no sigue una línea recta, sino que forma una doble curva sinusoidal en las direcciones cráneo-caudal y latero-medial, con una amplitud de 5 cm y 4 cm respectivamente. El punto más alto de la curva se encuentra en la fase media del apoyo monopodal, mientras que el más bajo se sitúa en la fase de doble apoyo. Para reducir el consumo de energía y hacer la marcha más eficiente, hay seis mecanismos que disminuyen la amplitud de los desplazamientos del centro de gravedad, conocidos como "determinantes de la marcha" o "mecanismos de optimización de la marcha":
  - Rotación de la pelvis en el plano transversal: La pelvis gira unos 4° durante la flexo-extensión de cadera, alargando el paso sin aumentar el desplazamiento vertical del centro de gravedad.
  - Inclinación pélvica en el plano frontal: La pelvis se inclina unos 5° hacia el lado oscilante durante el apoyo monopodal, reduciendo el desplazamiento ascendente del centro de gravedad.
  - Flexión de la rodilla en la fase de apoyo: La rodilla se flexiona unos 15° tras el contacto inicial del talón, disminuyendo la oscilación vertical del centro de gravedad.

- Coordinación de movimientos de tobillo y rodilla: La sincronización de estos movimientos evita la desaceleración y el arranque brusco del centro de gravedad al inicio y final del apoyo.
- Movimientos del pie y tobillo: La flexión plantar del tobillo en el contacto del talón y la flexión dorsal al despegar permiten un desplazamiento más suave del centro de gravedad.
- Desplazamiento lateral de la pelvis: La pelvis se desplaza lateralmente para alinear el centro de gravedad con el talón de apoyo, reduciendo la base de sustentación y los desplazamientos laterales.

Además, se ha propuesto que el braceo de los miembros superiores sea considerado un determinante de la marcha, ya que ayuda a reducir el gasto energético y el desplazamiento vertical del centro de gravedad durante la marcha.

11.3. Escalas para la evaluación de la marcha

El estudio de la marcha es esencial para diagnosticar enfermedades neurológicas y musculoesqueléticas y evaluar las intervenciones en los pacientes. La marcha se puede evaluar mediante:

- Evaluación observacional: La observación directa o grabaciones permite identificar alteraciones en los patrones de movimiento.
- Escalas estandarizadas:
  - Rivermead Visual Gait Assessment (RVGA): Incluye 20 ítems que evalúan miembros inferiores, tronco y miembros superiores, con puntuaciones de 0 (normal) a 3 (alteración grave) (75).
  - Wisconsin Gait Scale (WGS): Consta de 13 ítems que evalúan el miembro inferior en diferentes fases de la marcha y un ítem para el uso de productos de apoyo (76).
  - Gait Assessment and Intervention Tool (GAIT): Contiene 31 ítems que evalúan miembros inferiores, superiores y tronco en fases de apoyo y oscilación, con diferentes escalas ordinales (77).
  - Tinetti Gait Scale (TGS): Evalúa la marcha y el equilibrio (78).
  - Gait Abnormality Rating Scale (GARS): Diseñada para valorar alteraciones en la marcha en pacientes geriátricos (79).
- Evaluación instrumental (80):
  - Electrogoniómetros: Miden la amplitud articular tanto en reposo como de forma dinámica.

- Acelerómetros: Miden la orientación, posición y aceleración de un objeto.
- Sistemas de fotogrametría y videogrametría: Utilizan marcadores y cámaras para reconstruir digitalmente el movimiento de manera tridimensional.
- Plataformas de dinamometría: Miden las fuerzas ejercidas contra el suelo y la fuerza de reacción del suelo.
- Electromiografía dinámica: Analiza la activación muscular y la intensidad del esfuerzo durante la marcha.
- Podoscopios electrónicos: Dispositivos colocados en el calzado que proporcionan información sobre la distribución de las presiones plantares durante el paso.

11.4. Evaluación de la marcha patológica

El patrón de marcha es específico para cada persona y está influenciado por factores intrínsecos (edad, sexo, etc.), extrínsecos (terreno, calzado, carga transportada, etc.), psicológicos y patológicos (alteraciones neurológicas, musculoesqueléticas, etc.) que pueden causar alteraciones temporales o permanentes. Las causas de la marcha patológica son dolor, anomalías musculoesqueléticas, lesiones neurológicas (centrales y periféricas).

Existen diferentes tipos de marcha patológica (73, 74, 81):

- Marcha en steppage (también conocida como equina, pie caído, tabética o marcha del soldado): El apoyo se realiza con la punta o la planta del pie. Se caracteriza por un golpeteo del pie al inicio debido a una caída del antepié en la fase de oscilación y una flexión exagerada de cadera, así como de rodilla para evitar que la punta toque el suelo, debido a la pérdida de flexión dorsal del tobillo por debilidad de la musculatura dorsiflexora del pie. Esta marcha se presenta en pacientes con radiculopatía L5, neuropatía del ciático o peroneo profundo y polineuropatías (alcoholismo, déficit de vitamina B12 y diabetes).
- Marcha hemiparética o del segador (en guadaña): La marcha hemiparética o del segador, también conocida como en guadaña, resulta de la lesión unilateral de la vía corticoespinal o de la corteza motora. Se caracteriza por un movimiento de circunducción de cadera debido al aumento del tono en extensión de la rodilla y flexión plantar del tobillo. Esta marcha se observa en pacientes con hemiplejia o paresia de la

extremidad inferior. Durante todo el ciclo de la marcha, la extremidad inferior afectada se mantiene extendida. Se pueden identificar dos problemas principales:

- En la fase de apoyo, al transferir el peso, no se produce una reacción de equilibrio adecuada, lo que resulta en una elevación del centro de gravedad y una caída de la pelvis hacia el lado opuesto debido a la falta de fuerza en los músculos abductores.
- Durante la fase de oscilación, la pierna realiza un movimiento circular y la pelvis se eleva para compensar el movimiento. Para contrarrestar esta compensación, es necesario flexionar la rodilla con la cadera extendida, manteniendo la pelvis en su posición, y luego llevar la rodilla flexionada hacia adelante con flexión dorsal del pie, describiendo así un movimiento en forma de cono.

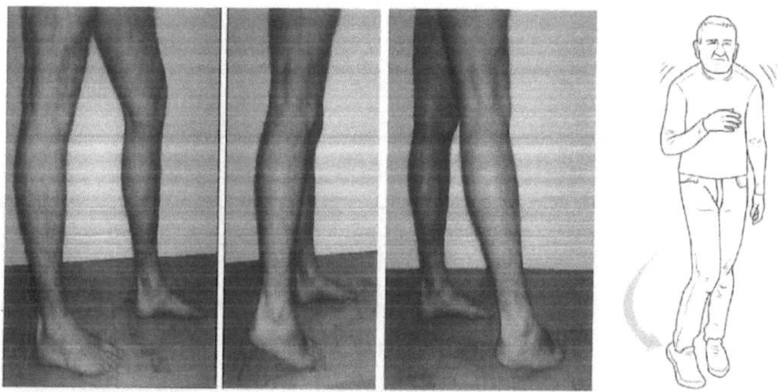

Figura 26. Patrón de marcha hemiparética o del segador (74).

- Marcha festinante (propulsora, apresurada, parkinsoniana): La enfermedad de Parkinson es una condición degenerativa crónica, progresiva e irreversible que afecta las vías dopaminérgicas del cerebro. Es la segunda enfermedad neurodegenerativa más común después del Alzheimer. No tiene un marcador clínico definitivo para su diagnóstico. Las lesiones más características en el Parkinson son la despigmentación de la sustancia negra y del locus coeruleus debido a la pérdida de neuronas. En las neuronas restantes se observan cuerpos de Lewy, inclusiones citoplasmáticas redondeadas. El principal problema bioquímico en el Parkinson es la reducción de dopamina en la sustancia negra y el núcleo estriado, lo que dificulta la ejecución de movimientos y provoca rigidez. Esto se debe a una disminución de las enzimas que sintetizan dopamina mientras que las que la degradan permanecen normales, resultando en un desequilibrio entre dopamina y acetilcolina. James Parkinson describió en 1817 los trastornos posturales y de marcha en esta enfermedad: flexión del mentón hacia el pecho, tronco inclinado hacia adelante, pasos cortos y rápidos, y la transición de una marcha normal a una casi de carrera. Actualmente, se reconoce que la postura típica de los pacientes con Parkinson es con flexión del tronco y extremidades, y una base de sustentación estrecha. La marcha suele ser normal en las fases iniciales de la enfermedad, un trastorno de la marcha temprano e intenso sugiere otros diagnósticos posibles. Los problemas de marcha y la inestabilidad postural en Parkinson tienen causas multifactoriales, relacionadas con la alteración de los reflejos de enderezamiento, rigidez y acinesia. Los síntomas como acinesia, hipocinesia, bradicinesia, dificultad para movimientos simultáneos y secuenciales, y la hipersensibilidad a estímulos externos que causan bloqueos motores, afectan la movilidad y la independencia en las actividades diarias, deteriorando la calidad de vida.

- Características de la Marcha en Parkinson
    - Miembros superiores: Disminución del braceo, uno de los primeros signos de la enfermedad.
    - Miembros inferiores: Variabilidad temporal y espacial en la regularidad y estabilidad de la marcha, con pasos cortos, poca elevación de los pies y disminución de la velocidad.
    - Bloqueos (freezing): Dificultad para iniciar la marcha, que a menudo se asocia con giros y puede provocar caídas.
    - Festinación: Pasos cortos y rápidos, especialmente al intentar realizar otra tarea simultáneamente.
    - Arritmocinesis: Incapacidad para mantener un ritmo constante en movimientos repetitivos, considerada un factor predictivo de caídas.

La identificación y evaluación correcta de los patrones de marcha alterados son esenciales para mejorar la simetría del patrón locomotor y la independencia de los pacientes. Las escalas de valoración de la marcha incluyen la Modified Parkinson Activity Scale (M-PAS), Timed Up and Go (TUG), Mini-BESTest, y otras.

Los pacientes con Parkinson experimentan más caídas que la población general de la misma edad. Estas caídas están relacionadas con la progresión de la enfermedad, complicaciones del tratamiento farmacológico y el envejecimiento. Una evaluación clínica complementada con la administración de escalas es fundamental para mejorar el manejo terapéutico de estos pacientes.

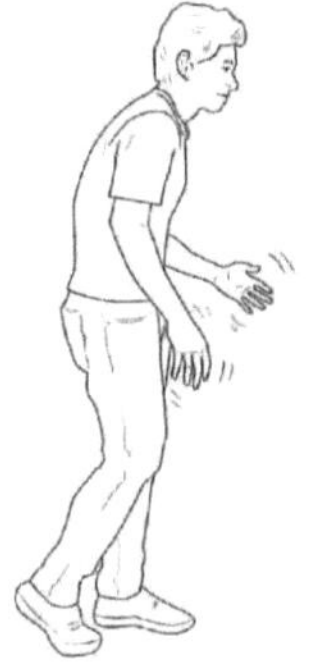

Figura 27. Patrón de marcha festinante (74).

- Marcha de Trendelemburg: Observada en pacientes con coxartrosis o debilidad del glúteo medio, caracterizada por una caída de la pelvis hacia el lado oscilante y una inclinación compensatoria del tronco hacia el lado afectado. En el plano frontal, la caída contralateral durante la fase de oscilación debido a la falla del glúteo medio homolateral suele ir acompañada de una inclinación homolateral del tronco. Esto se convierte en un patrón de marcha en Trendelenburg. Las alteraciones en la pelvis, la cadera, la rodilla y el pie pueden afectar el ángulo de progresión del pie, lo que puede provocar una pérdida de la alineación adecuada durante la marcha.

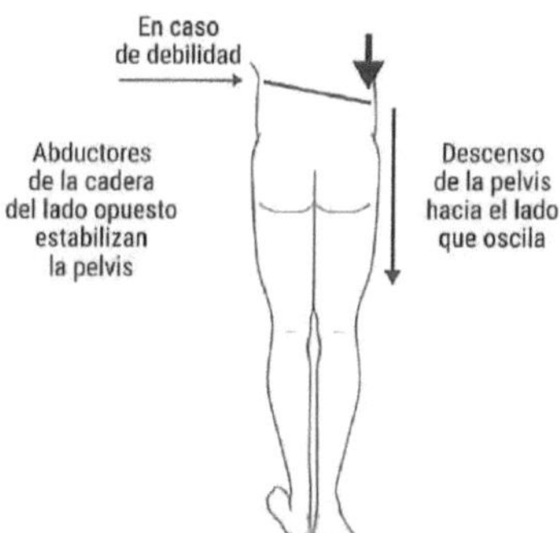

Figura 28. Patrón de marcha en Trandelemburg (74).

- Marcha atáxica cerebelosa (tambaleante, en zig-zag, del ebrio):
  La marcha atáxica es común en personas con daño cerebeloso. La disfunción del cerebelo puede tener diversas causas, como problemas vasculares, traumatismos, infecciones, toxicidad, trastornos metabólicos, inmunitarios o tumorales. Las personas con ataxia cerebelosa muestran una marcha inestable con pasos irregulares y una base de sustentación amplia (pies muy separados para mantener el equilibrio). No pueden caminar en línea recta y tienen un trayecto irregular. Caminan con las piernas separadas y los brazos alejados del cuerpo, con pasos cortos e inseguros, como si estuvieran ebrias, y tienden a caer hacia atrás, pero no tienen el signo de Romberg. El tronco se balancea hacia ambos lados y suelen desviarse hacia un lado al caminar. Dependiendo de la ubicación de las lesiones cerebelosas, los síntomas clínicos varían:
  - Lesiones en el vermis, el lóbulo floculonodular o el núcleo del fastigio afectan principalmente el equilibrio y la marcha (titubeante, en zigzag).
  - Lesiones hemisféricas destacan por la dismetría de la extremidad sin un claro desequilibrio del eje corporal.

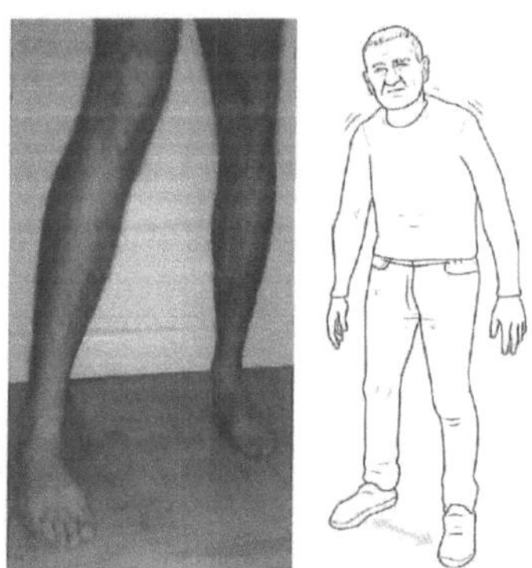

Figura 29. Patrón de marcha atáxica (74).

- Marcha atáxica tabética (taloneante): Debido a trastornos de la sensibilidad propioceptiva, el paciente eleva mucho las extremidades y las deja caer bruscamente, produciendo un golpeteo del talón.
- Marcha apráxica: La marcha apráxica es un tipo de trastorno del movimiento que presenta varias características distintivas. Una de las principales dificultades que enfrentan las personas con este tipo de marcha es el inicio del movimiento. Los pacientes suelen tener problemas para dar el primer paso, lo que puede hacer que se queden

inmóviles durante varios segundos antes de poder comenzar a caminar. Otra característica notable es la disminución de la velocidad al caminar. A diferencia de una marcha normal, las personas con marcha apráxica se mueven a un ritmo mucho más lento. Sus pasos tienden a ser cortos y poco coordinados, lo que les impide mantener un ritmo constante y fluido. El arrastre de los pies es otro rasgo común en la marcha apráxica. Los pacientes no levantan los pies del suelo adecuadamente al caminar, lo que provoca que sus pies se arrastren. Este arrastre puede aumentar el riesgo de tropiezos y caídas, ya que los pies pueden engancharse con facilidad en obstáculos del suelo. Para compensar la inestabilidad, las personas con marcha apráxica suelen aumentar la base de sustentación. Esto significa que caminan con los pies más separados de lo normal, lo cual les ayuda a mantener el equilibrio. Sin embargo, esta adaptación puede hacer que la marcha se vea más torpe y descoordinada. Además, las personas con marcha apráxica enfrentan una gran dificultad al realizar giros. Cambiar de dirección puede ser especialmente desafiante, ya que la coordinación necesaria para ejecutar estos movimientos suele estar afectada. Esta dificultad se agrava con la pérdida del control postural del tronco, lo que provoca que el tronco se incline o se balancee de manera inadecuada al caminar.

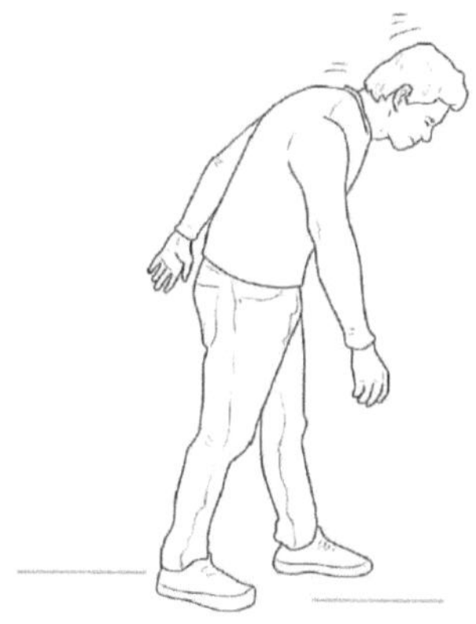

Figura 30. Marcha apráxica (74).

- Marcha danzante: Característica de la esclerosis múltiple, combina rigidez y falta de coordinación con movimientos espásticos y atáxicos.
- Marcha espástica o en tijera: Se observa en lesiones bilaterales de la vía piramidal. En estos casos, las piernas están ligeramente flexionadas a la

altura de las rodillas y se mueven con una notable aducción de los músculos debido a la gran hipertonía de los aductores. El paciente camina con pasos cortos y las rodillas juntas, lo que hace que los miembros inferiores tiendan a cruzarse durante la marcha (por eso también se le llama "marcha en tijera"). El tronco se balancea lateralmente de manera constante para poder avanzar. El movimiento de las extremidades es lento y rígido, lo que implica un alto riesgo de caídas. El desplazamiento se realiza con mucha dificultad y esfuerzo, lo que supone un considerable gasto energético y fatiga precoz. Dado que la afectación de la marcha es uno de los síntomas que más deteriora la calidad de vida de las personas con una lesión cerebral, es necesario identificar de manera objetiva los patrones motores alterados durante la marcha para restaurarlos y así mejorar la simetría del patrón locomotor y la independencia de los pacientes.

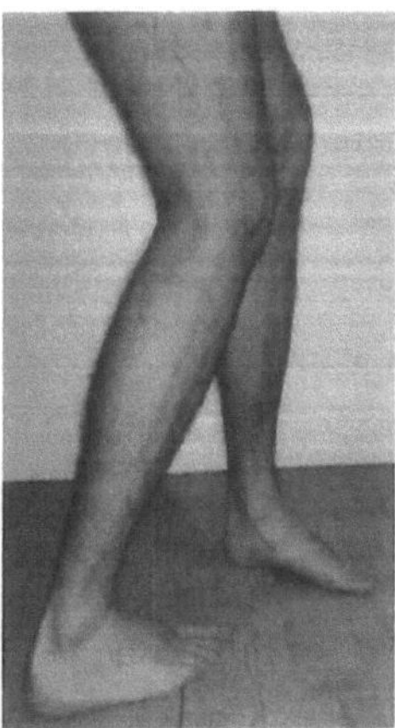

Figura 31. Patrón de marcha espástica o en tijera (74).

- Marcha de gallo: Se caracteriza por apoyo en los dedos del pie y oscilación del miembro inferior con movimientos de rotación e inclinación del tronco.
- Marcha antiálgica: Debida al dolor, se acorta la fase de apoyo y se disminuye la oscilación de la extremidad contralateral.
- Marcha del chalán: Tipo de marcha antiálgica en la que se apoya suavemente la extremidad en el suelo para evitar el impacto del talón, típica en ciatalgias.
- Marcha metatarsálgica: Evita el apoyo en la parte anterior del pie debido al dolor en el antepié.

- Marcha en estrella: En trastornos vestibulares, los pacientes tienden a desviarse hacia el lado afectado durante la marcha.
- Marcha del ánade (del pato, del rey de la comedia, del pingüino): Observada en distrofias Musculares y síndromes miopáticos. Las distrofias musculares y síndromes miopáticos son causados por trastornos genéticos que conducen a disfunción muscular y debilidad progresiva, evidenciada por cambios distróficos en la biopsia muscular. Estas condiciones se deben a mutaciones que afectan genes del complejo distrofina-glucoproteína (que abarca el sarcolema) o genes implicados en la glicosilación de α-distroglucano, el empalme de ARN y otras actividades enzimáticas.

  La distrofia muscular de Duchenne es uno de los tipos más comunes y severos de distrofia muscular. La debilidad muscular en esta enfermedad afecta principalmente al tronco y la cintura pélvica, impactando de manera significativa a la musculatura glútea. Este patrón de debilidad produce una marcha característica conocida como "marcha de pato o de ánade".

  - Características de la marcha de Duchenne:
    - Balanceo del tronco: Los pacientes muestran un balanceo significativo del tronco al caminar debido a la debilidad de los músculos glúteos.
    - Separación de los pies: Para compensar la debilidad y mantener la estabilidad, los pacientes caminan con los pies separados.
    - Hiperlordosis lumbar: La debilidad de la musculatura del tronco provoca una curvatura excesiva en la parte baja de la espalda.
  - Signo de Gowers: Al pedir al paciente que se incorpore desde una posición sentada o desde el suelo, es típico observar el signo de Gowers. Este signo consiste en que el paciente utiliza las manos para "trepar" por sus propias piernas, apoyándose en las rodillas para poder levantarse debido a la debilidad muscular en la cintura pélvica y el tronco

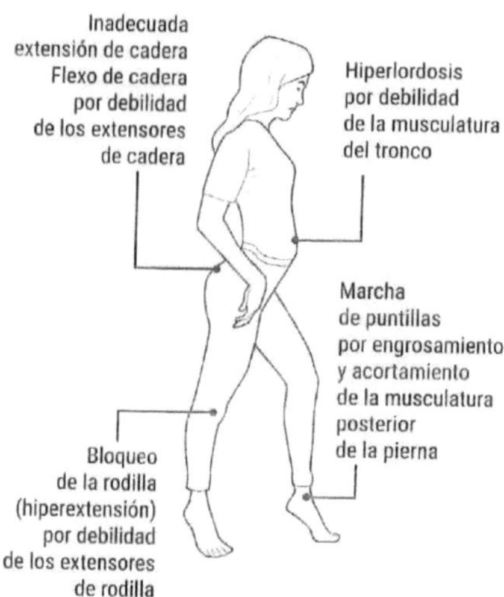

Figura 32. Patrón de marcha de pato o de ánade (74).

- Marcha salutatoria (en saludo): Se observa en pacientes con flexo de cadera o parálisis del cuádriceps, compensada con flexores plantares del pie y movimientos del tronco.
- Marcha en sacudida extensora (parálisis del glúteo mayor): El paciente empuja el tronco hacia atrás tras el contacto inicial para mantener la extensión de cadera.
- Marcha histérica: Cambiante y con características mixtas, sin correlación con hallazgos físicos, indica un trastorno psicógeno.
- Marcha de Charlot (del payaso): Debido a rotación externa femoral excesiva, el paciente camina con las puntas de los pies hacia afuera.
- Marcha coreica: Movimientos amplios y continuos de cara, tronco y extremidades, como en la corea de Sydenham y la enfermedad de Huntington.
- Marcha distónica: En distonías, con apoyo en el borde externo del pie, flexión plantar excesiva, o elevación excesiva de los miembros inferiores. En etapas avanzadas, pueden presentar torsiones de tronco y aumento de la lordosis lumbar.

11.5. Entrenamiento de la marcha

El entrenamiento de la marcha tras una lesión o disfunción corporal debe realizarse de manera progresiva e individualizada. Este tipo de entrenamiento busca restablecer la capacidad de caminar de manera eficiente y segura, lo cual es fundamental para la autonomía y la calidad de vida de la persona afectada. A continuación, se describen los aspectos esenciales a tener en cuenta durante este proceso (82).

La capacidad de deambulación es esencial para la interacción con el entorno y el mantenimiento de la salud. Diversos procesos patológicos pueden alterar o reducir la capacidad de locomoción, por lo que el objetivo primordial de la rehabilitación es recuperar esta capacidad en las mejores condiciones posibles. Para lograr una marcha funcional, es necesario cumplir con los siguientes requisitos (82):

- Soporte del peso: Las extremidades inferiores deben ser capaces de soportar el peso del cuerpo.
- Ritmo locomotor: Es necesario generar un ritmo de marcha que impulse el cuerpo en la dirección deseada.
- Equilibrio dinámico: Mantener el equilibrio durante el movimiento es crucial.
- Adaptación al entorno: La marcha debe adaptarse a las exigencias ambientales y a los cambios de tareas.

El entrenamiento de la marcha debe basarse en una evaluación sistemática previa que identifique las alteraciones funcionales y sus posibles causas. Esto permite diseñar intervenciones fisioterapéuticas dirigidas a corregir desviaciones específicas. Debido a la diversidad de pacientes y condiciones, las estrategias pueden variar ampliamente (82).

- Entrenamiento progresivo de la marcha: El entrenamiento progresivo se centra en desarrollar una postura erguida y se basa en un esquema de progresión que aumenta la dificultad gradualmente. Al principio, se utilizan bases de sustentación amplias y un centro de gravedad bajo. Posteriormente, se reduce la base de sustentación y se eleva el centro de gravedad para aumentar el desafío.
- Movilidad: Inicialmente, se asiste manualmente al movimiento hasta alcanzar una posición determinada.
- Estabilidad: Se trabaja en mantener la postura contra la gravedad.
- Estabilidad Dinámica: Se enfoca en mantener el equilibrio mientras se desplaza el peso durante los movimientos.
- Habilidad: Se busca alcanzar la postura con buen control motor y estabilidad.

- El entrenamiento avanza de movimientos guiados o asistidos a movimientos activos, luego resistidos e independientes. La progresión y selección de ejercicios deben ser individualizadas.

Se debe trabajar los siguientes aspectos (82):

- Elevación Pélvica
  - Posición Inicial: El paciente se acuesta en decúbito supino con caderas y rodillas flexionadas, y los pies apoyados en una colchoneta.
  - Ejecución: Levantar la pelvis desde esta posición fortalece la musculatura glútea y extensora lumbar, y ayuda en la transferencia de sedestación a bipedestación.
  - Progresión: Se inicia con los brazos en abducción para aumentar la base de sustentación y asistencia manual. Luego, se pasan a ejercicios activos con resistencia aplicada sobre las crestas ilíacas o las rodillas.
- Cuadrupedia
  - Posición Inicial: Apoyo sobre las rodillas y las palmas de las manos, con codos extendidos.
  - Ejecución: Esta postura permite cargar peso sobre las manos y la porción inferior del tronco. Se puede progresar realizando desplazamientos mediolaterales y craneocaudales del tronco, y elevaciones de extremidades.
- Sedestación
  - Posición Inicial: Control postural estático y dinámico con las caderas y rodillas en flexión y los pies apoyados en una superficie.
  - Ejecución: Progresar desde una posición en decúbito supino hasta la sedestación con apoyo de manos. Luego, realizar desplazamientos del peso del cuerpo en diversas direcciones con menor apoyo de los brazos.
- Bipedestación
  - Posición Inicial: Se debe adaptar el paciente a la postura erguida, comenzando con ejercicios en bipedestación y realizando desplazamientos del peso corporal en diferentes direcciones.
  - Ejecución: Progresar con pasos hacia adelante o atrás y subir escalones. Incorporar actividades de equilibrio y ajustar posturas para mejorar la estabilidad y el control motor.

- Transferencia de Sedestación a bipedestación
  - Ejecución: Involucra el desplazamiento del tronco hacia adelante con los pies ligeramente detrás de las rodillas. El terapeuta puede asistir manualmente al paciente para facilitar el movimiento.
- Entrenamiento repetitivo y soporte parcial del peso corporal: Una modalidad común es el entrenamiento repetitivo con soporte parcial del peso corporal, que se puede realizar con una pasarela rodante o dispositivos robóticos. En ambos casos, el peso del paciente se suspende parcialmente mientras camina, permitiendo al terapeuta asistir en los movimientos alterados y proporcionar estabilidad.
- El entrenamiento debe centrarse en las funciones específicas de la marcha:
  - Recepción del Peso: Trabaja en la extensión de la cadera, el descenso de la pelvis, la flexión de la rodilla y la flexión plantar del tobillo.
  - Propulsión y Avance: Enfocado en la extensión de la cadera, la flexión de la rodilla, la caída controlada del pie y la flexión plantar para facilitar la oscilación de la extremidad inferior.
  - Estabilidad y Alineación: Asegura la alineación del centro de gravedad con las articulaciones y controla las fuerzas de reacción del suelo para mantener la estabilidad durante la marcha.

El entrenamiento de la marcha es un proceso complejo que debe adaptarse a las necesidades individuales del paciente. La evaluación precisa, la progresión adecuada de los ejercicios y la atención a las funciones específicas de la marcha son esenciales para lograr una rehabilitación efectiva y mejorar la calidad de vida de los pacientes.

12. Referencias Bibliográficas

1. Gallego, T. (2007). Bases teóricas y fundamentos de la fisioterapia. Panamericana. ISBN: 978-84-7903-976-9
2. Meliá, J.F. (2008). Historia de la fisioterapia. ISBN: 978-84-612-2984-0
3. Raposo, I., et al. (2001). La Fisioterapia en España durante los siglos XIX y XX hasta la integración en escuelas universitarias de Fisioterapia. 23(4): 206-217.
4. Chillón, R., Rebollo, J., Meroño, A.J. (2008). Aproximación a la historia de la fisioterapia española desde las fuentes documentales. Revista cuestiones de fisioterapia. 37(3).
5. Ministerio de sanidad y consumo. (2002). Real decreto 1001/2002, de 27 de septiembre, por el que se aprueban los estatutos generales del consejo general de colegios de fisioterapeutas. Madrid.
6. Bispo, J.P. (2021). La fisioterapia en los sitemas de salud: marco teórico y fundamentos para una práctica integral. Revista Salud Colectiva. ISSN: 1669-2381
7. Vargas, M.D. (2020). Historia clínica y valoración en fisioterapia. Revista NPunto. 31(3).
8. Daza, J. (2007). Evaluación clínico-funcional del movimiento corporal humano. Panamericana. ISBN: 958-9181-61-4
9. Vicente, M.T., et al. (2018). Valoración del dolor: Revisión comparativa de escalas y cuestionarios. Revista de la Sociedad Española del Dolor. 24(4): 228-236
10. Chaitow L. (2001). Terapia Manual: Valoración y diagnóstico. Madrid: McGraw-Hill Interamericana. ISBN: 9788448603595
11. Borrel, F. (2017). Entrevista clínica: Manual de estrategias prácticas. SemFYC. ISBN: 84-96216-44-6
12. Karcioglu, O., et al. (2018). A systematic review of the pain scales in adults: Which to use?. American Journal of Emergency Medicine.
13. Petty, N., Moore, A. (2003). Exploración y evaluación neuromusculoesquelética: Un manual para terapeutas. McGraw-Hill. ISBN: 84-486-0560-8
14. Bickley, L., Szilagyi, P. (2017). Guía de exploración física e historia clínica 12ª edición. Wolters Kluwer. ISBN: 978-84-16781-67-6
15. Herrero, V., Delgado, S., Bandrés, F., Ramírez, M.V., Capdevila, L. (2018). Valoración del dolor. Revisión comparativa de escalas y cuestionarios. Revista sociedad española del dolor. 25(4): 228-236.

16.Viel, E. (2006). Diagnostico fisioterapéutico. Concepción y aplicación en la práctica libre y hospitalaria. Barcelona Masson. ISBN: 9788445807750.
17.Santamaría, A., García, E., Pérez, M., Pacheco, C. (2020). El diagnóstico fisioterapéutico con fundamento en la teoría General de los sistemas. FisioGía. 7(1): 11-17.
18.Jiménez, E. (2016). Guía metodológica para elaborar el diagnóstico fisioterapéutico según la Clasificación Internacional del Funcionamiento (CIF), de la discapacidad y de la salud. Gaceta médica Bolivia. 39(1): 46-52.
19.Jiménez, M.T., González, P., Martín, J.M. (2002). La clasificación internacional del funcionamiento de la discapacidad y de la salud. Revista española publica. 76(4): 271-279.
20.Vázquez, J.L. (2001). Clasificación internacional del funcionamiento, de la discapacidad y de la salud (OMS). Ministerio de trabajo y asuntos sociales. ISBN 9241545445
21.World Health Organization (WHO). (2001). The International Classification Functioning, Disability and Health. ISBN 9241545429
22.Díaz, M.J. (2005). La equivalencia de los test de valoración con la clasificación internacional de la funcionalidad, discapacidad y salud. Revista iberoamericana fisioterapia kinesiología. 8(1):36-43.
23.Trigás, M., Ferreira, L., Meijide, H. (2011). Escalas de valoración funcional en el anciano. Galicia clinica. 72(1):11-16.
24.Bernejo, F., Porta, J., Díaz, J., Martínez, P. (2008). Más de cien escalas en neurología. 2ª edición Madrid: Series Manuales.
25.Mathoney, F.I., Barthel D.W. (1965). Functional evaluation: The Barthel Index: a simple indez of Independence useful in scoring improvement in the rehabilitation of the chronically ill. Maryland state medical journal; 1965.
26.Lawton, M.P., Brody, E.M. (1970). Assessment o folder people: self-maintaining and instrumental activities of daily living. Nursing Research. 19(3): 278.
27.Cabañero, M.J. Cabrero, J., Richart, M., Muñoz, C. (2008). Revisión estructurada de las medidas de actividades de la vida diaria en personas mayores. Revista de Geriatría y Gerontológica. 43(5): 271-83.
28.Linn, M.W., Linn, B.S. The rapid disability rating scale 2. Journal of the American geriatrics society, 1982; 30: 378-382.
29.Teng, E., Becker, B.W., Woo, E., Knopman, D.S., Cummings, J.L., Lu, P.H. (2010). Utility of the functional activities questionnaire for distinguishing

mild cognitive impairment from very mild Alzheimer's disease. Alzheimer Dis Assoc Disord. 24(4): 348-53.

30. Jiménez, P.E., López, F., Portilla, J.C., Pedrera, M.A., Lavado, J.M., et al. (2012). Valoración de las actividades instrumentales de la vida diaria tras un ictus mediante la escala de Lawton y Brody. Revista neurológica. 55(6): 337-42.
31. Gutiérrez, E.T., Meneses, A.L., Bermúdez, P.A., Gutiérrez, A., Padilla, A. (2022). Utilidad de las escalas de Dowton y de Tinetti en la clasificación del riesgo de caída de adultos mayores en la atención primaria de salud. Acta médica del centro. 16(1).
32. Forner, I., Muñoz, J., Forner, A., Gisbert Grifo, M., Delgado, M. (2004). Valoración del daño corporal en la lesión medular: diferencias entre tetrapléjicos y parapléjicos. Rehabilitación Integral. 38(2):51-58.
33. Paolinelli, G., González, P, Doniez, E., Donoso, T., Salinas, V. (2001) Instrumento de evaluación funcional de la discapacidad en rehabilitación: Estudio de confiabilidad y experiencia clínica con el uso del Functional Independence Measure. Revista médica Chile. 129(1): 23-31.
34. Mirallas, J.A., Real, M.C. (2003). ¿Índice de Barthel o Medida de Independencia Funcional? Rehabilitación. 37(3):152-7.
35. Vilagut, G., Ferrer, M., Rajmil., Rebollo, P., Permanyer, P., Quintana, J.M., et al. (2005). El Cuestionario de Salud SF-36 español: una década de experiencia y nuevos desarrollos. Gaceta Sanit. 19(2): 135-150.
36. O'Connor, M., Davitt, J.K. (2012). The Outcome and Assessment Information Set (OASIS): a review of validity and reliability. Home Health Care Serv Q. 31(4):267-301.
37. López, A., Lacida, M., Rodríguez, S. (2004), Cuestionarios, test e índices para la valoración del paciente. Servicio Andaluz de salud.
38. Feldman, A.B., Haley, S.M., Coryell, J. (1990). Concurrent adn construct validity of the pediatric evaluation of disability inventory. Phys Ther. 70(10):602-10.
39. Reuben, D.B., Siu, A.L., Kimpau, S. (1992) The Predictive Validity of Self-Report and Performance-based Measures of Function and Health. J Gerontol. 47(4): M106-10.
40. Nagi, S.Z. (1976). An epidemiology of disability among adults in the United States. Milbank Mem Fund Q Health Soc. 54(4): 439-67.

41.Ortega, M.A., Herce, M.B., Valiñas, F., Mariscal, N., López, M.A., Cubo, E. (2013). Estudio del impacto del medio rural o urbano sobre la discapacidad residual tras un ictus. Enfermería Clínica. 23(5):182-8. 92.
42.López, F., Jiménez, M.A., Luengo, E., Blanco, A., Márquez, J., Bravo, S et al. (2011). Estudio descriptivo de los pacientes asistidos en una unidad de ictus en la Comunidad de Extremadura. Enfermería Intensiva. 22(4): 138-43.
43.Schuling, J., De Haan, R., Limburg, M., Groenier, K.H. (1993). The Frenchay Activities In-dex. Assessment of functional status in stroke patients. Stroke. 24(8):1173-7.
44.Hobart, J., Lamping, D., Fitzpatrick, R., Riazi, A., Thompson, A. (2001). The Multiple Sclerosis Impact Scale (MSIS-29) A new patient-based outcome measure. Brain. 124(5):962-73.
45.Bushnik, T. (2011). Expanded Disability Status Scale. Encyclopedia of Clinical Neuropsychology. Springer New York. 997-9.
46.Campos, T.S., Rodríguez, F., Esteban, J., Vázquez, P.C., Mora, J.S., Carmona, A.C. (2010). Spanish adaptation of the revised Amyotrophic Lateral Sclerosis Funcional Rating Scale (ALSFRS-R). Amyotroph Lateral Scler. 11(5):475-7.
47.Boer, A.G., Wijker, W., Speelman, J.D., De Haes, J.C. (1996). Quality of life in patients with Parkinson's disease: development of a questionnaire. Journal of Neurology, Neurosurgery & Psychiatry. 61(1):70-4.
48.Buendía, A., Mazuecos, J., Camacho, J.M. (2018). Anatomía y fisiología de la piel. Manual de dermatología 2ª edición. (1): 2-27. ISBN: 978-84-7885-628-2
49.Zarco, A., Torres, M., Peña, S., López, M.A. (2024). Manual para la exploración de la piel y sus anexos. UNAM, FES Zaragoza.
50.Lapunzina, P., Aiello, H. (2002). Manual de antropometría normal y patológica. Editorial Masson. ISBN: 84-458-1122-3.
51.Sandoval, M.C., Camargo, D.M., Galván, D.M., Hernández, N.O., García, L.J. (2004). Evaluación de los métodos volumétricos y perimétrico. Salud UIS. 36(1).
52.Esparza, F., Vaquero, R. (2023). Antropometría: Fundamentos para aplicación e interpretación. Mc Graw Hill. ISBN: 9788419544896.
53.Garlito, H., Galán, M., Manzarbeitia, P., Cabello, J. (2024). Pie plano y otras alteraciones del pie. Pediatría integral. 28(2): 241-247.

54. Palazzi, S. (1972). Exploración y valoración de las lesiones nerviosas de la mano. Sociedad catalana de cirugía ortopédica y traumatología. 820-821.
55. Echeverría, M. (2006). Validación de un nuevo método de análisis digital de superficies. Cir. plást. iberolatinoam. 32(2): 71-82.
56. Cardoso, M.A., Moreira, O., Silva, A., Quintanilha, G., Sacristan, L., Paiva, F. (2010). Perfil del dolor neuropático. Revista brasileña anestesiología. 60(2).
57. Rohen, J.W., Yokochi, C., Lutjen, E. (2021). Atlas de anatomía humanas: Estudio fotográfico del cuerpo humano. 9ª Edición Elsevier. ISBN: 978-84-1382-033-0
58. Angulo, M.T., Dobao, C. (2010). Biomecánica clínica: biomecánica articular. Reduca (Enfermeria, fisioterapia y podología). 2(3): 14-31. ISSN: 1989-5305.
59. Donald, A. (2022). Cinesiología del sistema musculoesquelético: Fundamentos para la rehabilitación 3ª edición. Panamericana. ISBN: 978-8829932788.
60. Arvelo, N.(2012). Cinematica articular. Revista de la sociedad venezolana de ciencias morfológicas. 18(1).
61. Granero, J. (2010). Manual de exploración física del aparato locomotor. Medical y marketing communications. ISBN: 978-84-693-8580-7
62. Ricard, F., Sallé, J. (2007). Tratado de Osteopatía. Editorial Panamericana Edición 3ª. ISBN: 9788479036935
63. López, C. (2022). Neurodinámica en la Práctica Clínica. 2a edición. Ed. Wolters Kluwer. ISBN 9788418892066.
64. Vega, J. (1999). Propioceptores articulares y musculares. Biomecánica. 7(13): 79-93.
65. Kapandji, A.I. (2006). Fisiología articular tomo 1: Miembro superior. Editorial Panamericana 6ª Edición. ISBN: 9788498350029.
66. Kapandji, A.I. (2012). Fisiología articular tomo 3: Tronco y raquis. Editorial Panamericana 6ª Edición. ISBN: 9788498354607.
67. Dufour, M. (2008). Exploración física y valoración articular. Kinesioterapia-Medicina física. 29(1): 1-23.
68. Kaltenborn, F.M. (2001). Terapia manual extremidades. Editorial McGraw-Hill. ISBN: 9788448603359
69. Maigne, R.(2005).Manipulaciones columna vertebral y extremidades. Editorial Norma. ISBN: 84-8451-021-2.

70.Sala, M., Gómez, J.J., Cazorla, J. (2019). Valoración en fisioterapia. Editorial Bradu. ISBN: 978-84-18005-01-5.
71.Palmer, M., Epler, M. (2002). Fundamentos de las técnicas de evaluación musculoesquelética. Editorial Paidotribo. ISBN: 84-8019-657-2.
72.Sánchez, J.J. (2005). Biomecánica de la marcha humana normal y patológica. Instituto de biomecánica valencia. ISBN: 9788495448125.
73.Cerda, L. (2010). Evaluación del paciente con trastorno de la marcha. Revista hospital clínico universitario chine. 21: 326-36.
74.Molina, F., Carratalá, M. (2020). La marcha humana: Biomecánica, evaluación y patología. Editorial panamericana. ISBN: 9788491104056.
75.Lord, S., Halligan, P., Wade, D. (1998). Visual gait analysis: the development of a clinical assessment and scale. Clinical Rehabilitation. 12(2): 107-119.
76.Murciano, M., Periñán, M.J., Corral, I., Alamo, V., Ferrand, P., Barrera, J.M. (2022). Desarrollo de la versión española de la Wisconsin Gait Scale. Análisis de consistencia de los parámetros temporo-espaciales con la valoración de la marcha en pacientes con ictus. Elsevier. 56(2): 133-141.
77.Daly, J., Nethery, J., McCabe, J., Brenner, I., Rogers, J., Gansen, J., et al. (2009). Development and testing of the Gait Assessment and Intervention Tool (G.A.I.T.): a measure of coordinated gait components. J Neurosci Methods. 15;178(2):334-9.
78.Tinetti, M.E., Williams, T., Mayewski, R. (1986). "Fall risk index for elderly patients based on number of chronic disabilities". American Journal of Medicine 80 (3): 429–434.
79.Vanswearingen, J., Paschal, K., Bonino, P., Yang, J.F. (1996). The Modified Gait Abnormality Rating Scale for Recognizing the Risk of Recurrent Falls in Community-Dwelling Elderly Adults. Physical Therapy. 76(9):994-1002.
80.Chaler, J., Garreta, R., Muller, B. (2005). Instrumental techniques of diagnosis and assessment in rehabilitation: Study of walking. Rehabilitación. 39(6): 305-314.
81.Martí, I., García, R., Gorría, N., Aguilera, S. (2022). Trastornos de la marcha. Protocolos asociación española de pediatría. 1:218-293.
82.Cerda, L. (2014). Manejo del trastorno de marcha del adulto mayor. Revista médica clínica condes. 25(2): 265-275.

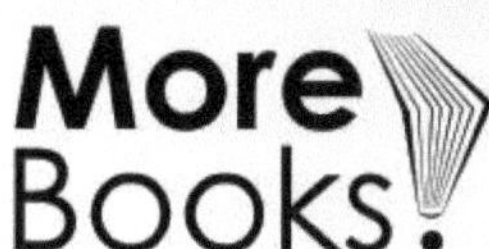

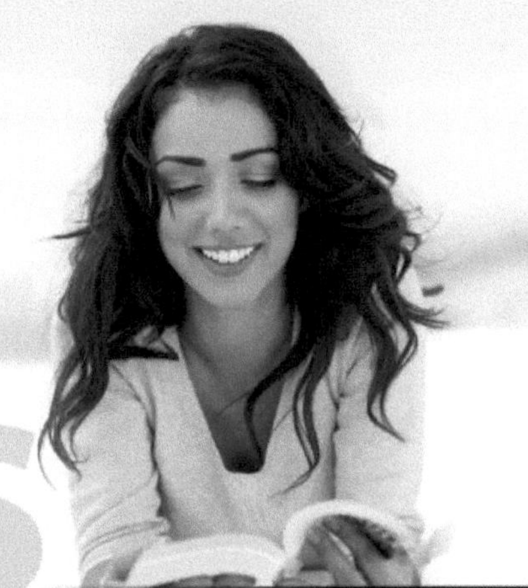

yes
I want morebooks!

Buy your books fast and straightforward online - at one of world's fastest growing online book stores! Environmentally sound due to Print-on-Demand technologies.

Buy your books online at
www.morebooks.shop

¡Compre sus libros rápido y directo en internet, en una de las librerías en línea con mayor crecimiento en el mundo! Producción que protege el medio ambiente a través de las tecnologías de impresión bajo demanda.

Compre sus libros online en
www.morebooks.shop

info@omniscriptum.com
www.omniscriptum.com

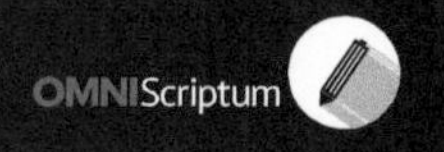

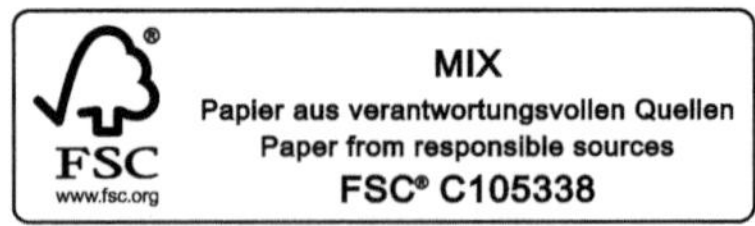

Printed by Books on Demand GmbH, Norderstedt / Germany